え、私って、栄養失[illegible]ったの？

その不調は[illegible]なく状態です！

内科医が本気で教える、薬より効く食事法

梶の木内科医院院長
栄養療法実践医
梶 尚志

みらいPUBLISHING

はじめに

朝食を食べない現代人
栄養失調から本当の自分を取り戻すために

栄養失調

時代錯誤なこのワードがなぜか目に留まったあなたは、ご自身の心身に漠然とした不安を抱えているのではないでしょうか。残念ながらその不安は、本書を読むことで確信に変わってしまうでしょう。

今、栄養失調による不調が急増しています。

例えば

①お肌のトラブル
②慢性の頭痛

③便秘・下痢
④不眠やゆううつな気分
⑤月経痛
⑥更年期症状
⑦不妊症
はっきりとこれといった症状がないけれども、
⑧なんとなくだるい、やる気が起きない
⑨疲れやすい
など、ありとあらゆる異変が栄養失調から起こっています。

育児が最優先で自分のために時間を作れなかったり
仕事に追われて気が付いたら終電間近だったり
そんな忙しい現代人が最初に犠牲にするのが**食事**です。

昨日の食事を思い出してください。
朝食はきちんと食べましたか？
夕食は揚げ物や炭水化物ばかりではなかったですか？

当たり前のことですが、私たちは食事から栄養を摂取して生きるエネルギーに変えています。そして健康的なからだ、心の安定、若々しい見た目が作られるのです。しかしそれがあと回しにされれば、限られた栄養でなんとかやりくりして命をつながないといけません。心もからだもあちこちが突貫工事状態になり、警告として不調が表れます。

ですから、このような不調を抱えている方に、
「その症状、**食事で治りますよ**」とお伝えするのがこの本の役割です。

私は岐阜県可児市で開業してから、年間約五万人、開業以来延べ

七十二万人の患者様を診てきました。その中には、不調に悩み、数々の病院を渡り歩いて来られた患者様も多くいらっしゃいます。

そういった患者様に、私のクリニックでは、医師と管理栄養士が、**「栄養をしっかり摂れる食事法」**を治療として実践しています。これを栄養療法といいますが、何をしてもだめだった症状が嘘のように改善していきます。薬も飲まず改善していくのですから、患者様はまるで奇跡のように感じられているかもしれません。しかし私からすれば、至極シンプルなことで、栄養失調だったから、栄養を補っただけの話なのです。

多くの女性に流行る栄養失調

ちょっとオーバーだと感じられるでしょう。しかし食べ物に困らない現代だからこそ、偏った食事で必要な栄養素が足りていない、栄養失調に陥ります。

とりわけ仕事に家事、育児に追われる忙しい女性は深刻です。パンやおにぎり一個で朝を乗り切り、ストレスがたまると甘いものについつい手が伸びてしまうのですから。ドキッとした方、あなたは着実に栄養失調に近づいています。

中には自分の不調を「不調」だと気づいていない人もいます。

そういう方は、

老け顔は年齢のせい

太りやすいのは体質のせい

疲れやすいのは仕事のせい

怒りっぽいのは自分の性格

だと思い込んでいます。もしかしたら忙しさに追われ「どうしようもない」と、見切りをつけているのかもしれません。

ですが、これらはすべて「不調」、心とからだに栄養が足りていないサインの可能性が高いのです。

情報社会が栄養失調を引き起こす

情報社会の現代では、日々たくさんの健康情報が発信されています。そのどれもが決して間違いではないでしょう。ただ、この手の情報には難しい医学知識が使われるため、よく理解できないまま、なんとなく「良い！」という言葉だけが脳裏に焼きつき、肝心な部分がすっぽりと抜けてしまいがちです。ひどい時には逆効果な使い方や食生活を送っている方さえいます。

そのような場合、自分が栄養失調だとは夢にも思わないでしょう。

栄養失調はみなさんが思っているよりもはるかに身近な存在なのです。

あなたの不調は食事が解決する！

本書は、数ある栄養本の中でも、自分のからだの状態に合わせて、必要な栄養素を自分で選択できるようになる、実用本だと思ってください。

ですから、難しい医学用語を極力削り、わかりやすく、そして効率の良い上手な栄養の摂り方をご紹介しています。またせっかく便利な世の中なのですから、いつも利用するスーパーやコンビニを味方にするような活用術もお話ししましょう。

栄養失調から抜け出せたなら、まだ知らない自分史上最高の状態を造り出すことができます。健やかな肌と、みなぎるエネルギー、集中力もアップして、仕事や家事の効率も上がるのです。
ただ食事のコツを押さえればいいのです。

栄養療法実践医　梶　尚志

目次

第二章
「あるある食事」と栄養失調の危ない関係

第三章

知識は薬より役に立つ!
栄養失調の私を救う五つの栄養素

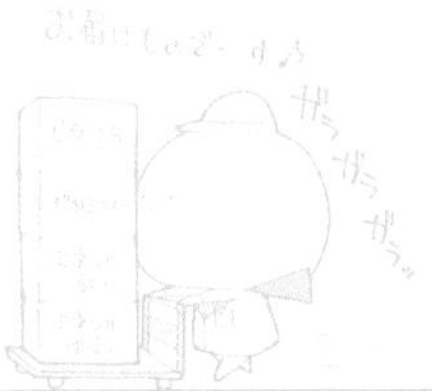

亜鉛

第四章 実践❶ からだは栄養で修復する！ 症状別お悩み解決法

第五章　実践②
明日からできる、「脱」栄養失調 七つのポイント＆レシピ

女性のお悩み解消レシピ

序章

からだの調子は栄養状態で決まる！

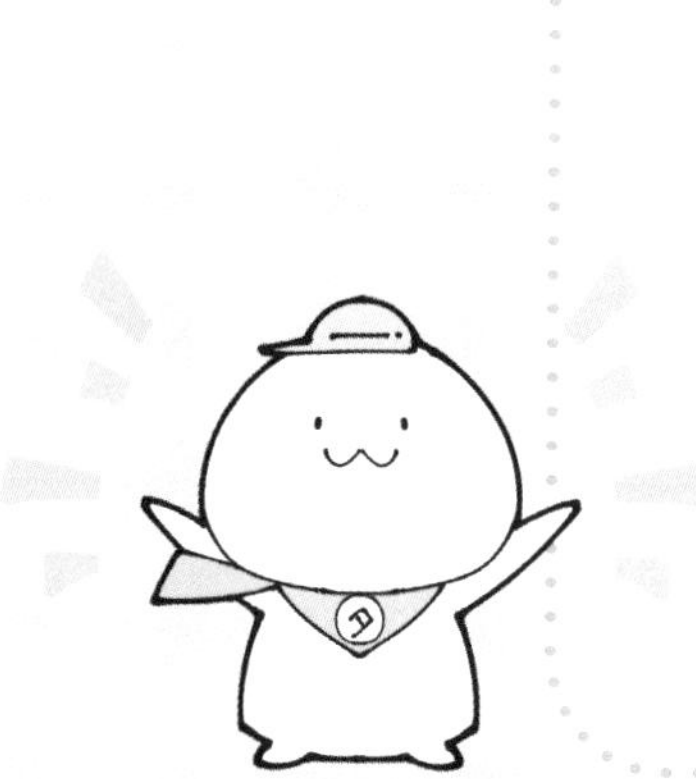

人間のからだは栄養素でできている

人間のからだって何でできているんだろう？　と考えたことはありませんか？　うーん、深く考え出すと難しく思えますよね。

私たちのからだは約三十七兆個の細胞が組み合わさってできています。

「細胞」といわれて思い出すのは、学校の理科の授業で、四角い壁の中に丸い粒が一つあって、その周りを何かが動いている、みたいな感じでしょうか。それは植物の細胞で人間はちょっと違いますが、イメージとしてはアレです。

アレがとにかくものすごい量組み合わされて、「人間」というものを造っています。

ではその細胞は何から造られるのでしょうか。

お気づきの方もいますね、そう「栄養素」です。

タンパク質や脂質といった栄養素が材料となって、私たちのからだの細胞を造り、維持しています。脳、皮膚、内臓、筋肉、血液……これらすべてがもとをたどれば、自分が食べたものから摂った栄養素でできているということです。

栄養素が元気いっぱいの細胞を造ってくれれば、みなさんの心もからだも元気になり、健康が保たれるのです。

「からだ」を「料理」に例えてみると……「体調を整える」＝「細胞」の状態を最高にする

例えば、からだを料理に例えてみるとしましょう。

みなさんは最高に美味しいオムライスを作りたいと思っている。

まずは品質の良いこだわりの卵やお米、ケチャップを用意するでしょう。そしてその食材一つひとつの旨味が引き立つよう、絶妙なバランスで料理を仕上げるはずです。

いくらおいしいケチャップでも主張しすぎるとダメだし、とろとろ卵とのハーモニーが大事ですからね。

その食材が「栄養素」、絶妙なバランスで仕上がったオムライスが「細胞」です。

質の良い栄養素をバランス良く組み合わせれば「最高の細胞」、つ

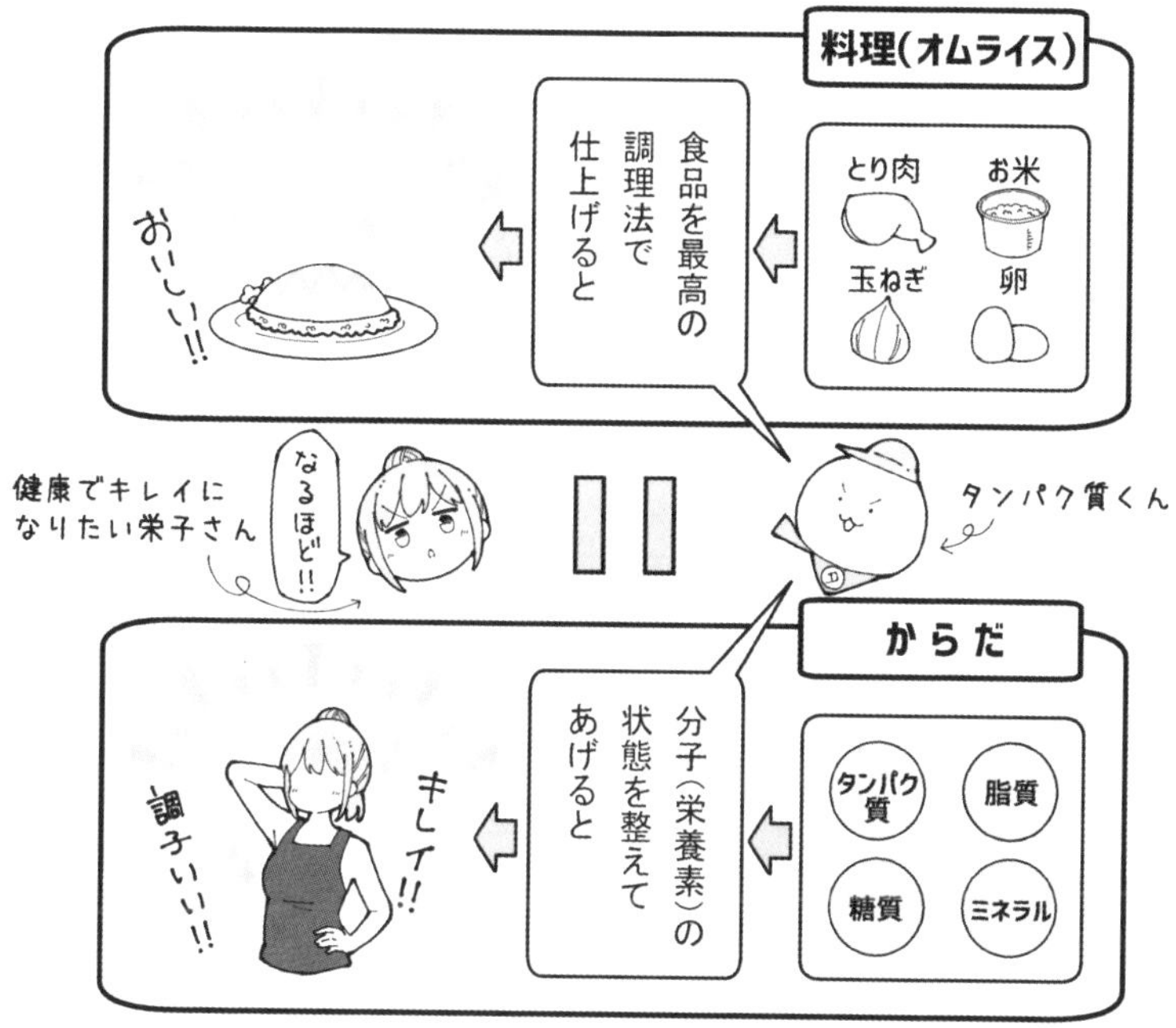

まり「最高に調子が良い状態」になるということです。

足りない栄養は人それぞれ違う？

じゃあ、それなりに質の良い食材を、毎日バランス良く摂りさえすれば「最高の細胞」が手に入るのか、というと、実はそう簡単な話ではありません。

人には個人差があるように、栄養状態も人によって違います。生まれ持ったからだの状態や年齢、生活環境などが違うわけなので当然です。

ですから、「最高に調子が良い状態」にするためには、まず、**自分のからだの栄養状態を知る**ことが大事です。

この考え方は、栄養療法の大もと、「分子整合栄養医学」によるもので、特別な血液検査をすることにより、個人の栄養状態を正確に把握することができます。

するとたいてい、からだに不調を抱えている人は、いくつもの栄養素が足りていなかったり、偏っていたりすることがわかります。

今その人に必要な栄養がわかるので、バランスの良い食事はもちろんですが、足りない栄養素に焦点を当てて、必要な食事指導を行います。時にはサプリメントの力を借りることもあります。

そうすると数ヶ月先には、みるみる細胞が元気になってからだの
不調も改善していくのです。

第一章

医師が見た「かくれ栄養失調」実録

「体調が悪い」は、実は「かくれ栄養失調」だった

体調が悪いと一言でいっても、個人個人で症状の出方や感じ方は違います。

「頭が痛い」にしろ「お腹が痛い」にしろ、シクシク痛むのか、ズキズキ痛むのか、立ち上がれないほど痛いのか、気になる程度なのか……。

そしてその原因ももちろん大きく違います。

何かしらの原因がある、例えば

・胃の中に、「ピロリ菌」が住んでいて胃潰瘍になって胃が痛くなる

・タバコの吸いすぎが原因で慢性の肺の病気になって呼吸が苦し

くなる
・心臓の血管がつまって心筋梗塞を起こして胸が痛くなる

など、**明らかに内臓や器官に異常が起きて症状が出る**「病気」があります。

その一方で、例えば「頭痛」、「めまい」、「肌荒れ」、「倦怠感」、「ひどい月経痛」、「不眠」、「不妊症」など、症状が起きているのに、原因が見つからない場合があります。

このように検査をしても診断できない、説明できない場合は、「病気」ではなく、いわゆるからだの調子が「悪い状態」であると私は考えています。

その「悪い状態」の原因は「栄養失調」なのです。

ん？　でもいろんな検査をしているのだから、栄養が足りてない！　なんて、すぐにわかりそうですが……と、思われた方もいるでしょう。

ここが落とし穴で、からだの異常を調べるのに血液検査を行いますが、普段みなさんが利用している病院や健康診断で行う「血液検査」は、私たち栄養療法の専門家が行う血液検査とは別モノです。

普通の血液検査では「正常」と診断されるため、まさか自分が栄養失調だなんて思いません。

ですが、私たち専門家からいわせると、かなり重篤な栄養失調を持っている方が多いので、私はこれを「かくれ栄養失調」と呼んでいます。

栄養失調が招く見た目の老化
～アンチエイジングも栄養から～

あなたの老け顔も栄養不足が原因かもしれません。

先ほど皮膚も栄養素からできているとお伝えしました。

例えばスキンケアに興味がおありなら、「コラーゲン」という言葉は聞いたことがあるはずです。

コラーゲンはタンパク質という栄養素の一種で、肌の土台となって、ハリや潤いを保つはたらきをしています。少なくなると肌がしゅんとしぼんでしまい、暗くてハリのない肌、「老け顔」になってしまいます。

ちょうど、すくすく育ったお花がみずみずしくて美しいのに対し、枯れてしまったお花がくすんでシワシワになる様子と似ていますね。

コラーゲン以外にも、多くのビタミンやミネラルといった栄養素が肌の状態を整えるために使われています。


私のクリニックではさまざまなお悩みを抱える「かくれ栄養失調」の方に**栄養療法**に取り組んでいただいています。その結果、多くの方が長年のお悩みから解放され、みるみるうちに心もからだも若返り健康を取り戻していかれました。

実際に「かくれ栄養失調」の方が栄養療法で改善した実例をご紹介しましょう。

ケース1

鬼のママが天使になった!!
イライラ、老け顔が解消した三十四歳Aさん

Aさんは二人のお子さんを持つワーキングウーマンです。
ある時、慢性的な頭痛と月経痛を訴えて当院を受診されました。

よく話をうかがうと、頭痛は特に月経前後に多く、その時期にイライラが強くて、市販の痛み止めが手放せないとのこと。あまりに辛いため、ついつい子どもたちに怒りっぽくなってしまうと悩んでいました。

顔色も悪く、眉間にしわが寄っているような辛そうな表情で、お肌のハリ感やツヤもありません。とても三十四歳という若い年齢には見えない「**老け顔**」の状態でした。

さらにお話を聞くと、夜中に何度も目が覚めて、睡眠も十分取れていないとのこと。

早速、栄養状態を調べたところ、極端な鉄不足とタンパク質不足だとわかりました。特にタンパク質は、食が細くなったご高齢者かのようなとても低い数値でした。

なぜこのような事態になったのでしょうか？

原因はAさんの日頃の**食生活**にありました。

朝、子どもたちを保育園と小学校に送り出してから自分の身支度をして出勤するのに精一杯で、朝食は欠食がち、食べても食パンとコーヒーくらい。お昼も出勤途中のコンビニで買うおにぎりとカフェオレが習慣となり、夕食は子どもたちと旦那様の好きな麺類やカレー、揚げ物といったメニューが中心でした。

ごくごく一般的でありがちな食生活ですが、極端に栄養が偏ったかなり危険な状態です。

そこで、当院の管理栄養士の食事指導の下、糖質制限食とタンパク質、鉄分がしっかりと摂れるメニューを提案し、さらにAさんに不足していた鉄、ビタミンB6、ビタミンDといった栄養素を補えるサプリメントを飲んでもらいました。

三ヶ月後、血液検査のために受診された時、ご本人の表情がとても明るくなっていたことに驚きました。まだまだお疲れ気味ではあるようですが、**毎日悩まされていた頭痛が解消**されて、**痛み止めを飲まなくてすむ**ようになったそうです。毎月辛かった月経痛もビタミンDを飲んでからかなり軽減され、さらに睡眠も良くなって、朝まで熟睡できるようになったと言うのです。

子どもに怒ることも少なくなり、お子さんたちから、鬼のようなママが天使みたいにやさしくなったと言われたと、とても幸せそうにお話しされました。

ケース2

いつも長袖を着ていた二十九歳Bさん、ノースリーブを着て来られ……

Bさんは、いくつかの皮膚科で**アトピー性皮膚炎**と診断され、治療を受けていましたが、一向に良くならず、五月の終わり頃、暑い日に当院を受診されました。

初めてお会いした時は、暑い日にもかかわらず長袖を着用されていました。

顔や首も赤みと湿疹がひどく、化粧がまったくできない、髪もフケだらけで頭皮もただれている状態でした。

長袖に隠された腕から肘にかけての皮膚もかなり赤く、皮膚炎が強くて掻きこわしもあり、全身に炎症を静めるステロイドの塗り薬を使用されていました。

お話を聞くと、工場勤務で、真夏はかなり暑い職場環境での作業となり、たくさん汗をかくようです。食事は簡単に済ませることが多く、特にパンと麺類が大好物とのことでした。

そこで当院では、通常、アトピー性皮膚炎と診断されている方に多いリーキーガット症候群（五十九ページ参照）を疑い検査をしたところ、予想どおり、その傾向が確認できました。

早速、管理栄養士から原因となるグルテンやカゼインを避けるグルテンフリー・カゼインフリーの食事指導を受けて、※プロバイオティクスである整腸剤と、腸管粘膜を強くするビタミンDを飲んでもらうことにしました。

※プロバイオティクス…腸内環境を整える乳酸菌・ビフィズス菌などの微生物

食事療法とサプリメントを試して一ヶ月後に来院された時には、お肌の調子はすこぶる良くなり、ステロイドの塗り薬を使う頻度が極端に減ったとお話しされました。

三ヶ月後には、ほぼ塗り薬を使うことがなくなり、一番のお悩みだった**顔の湿疹が消えて、化粧ができるようになった**と、とても喜んでいらっしゃいました。伏し目がちだった表情はとても明るくなり、**なんとノースリーブを着て受診されたのです。**

肘の湿疹は完全になくなって、少し赤いかな？　くらいの状態まで改善したので、化学薬品などの添加物が含まれていない赤ちゃんでも使用できる日焼け止めの購入をお勧めし、使用していただくことになりました。

今では、湿疹から解放されて、晴れやかな表情で通院されています。

ケース3

最後の不妊治療として栄養療法を選んだ三十七歳Cさん、感動の出産へ

Cさんは、よく風邪をひいてしまうので、からだのどこかに異常がないか心配になり、当院を受診されました。

問診で、長引く咳や痰といった症状もありましたが、立ちくらみやめまい、抜け毛、そして下痢などの胃腸症状と肌荒れにも悩んでいらっしゃいました。

一方で仕事でのストレスも多くイライラしがちで、食事も不規則なことがわかりました。

元々、栄養療法を聞いたことがあり、自己流で市販のサプリメン

トを飲んで試したものの、一向に体調は良くならず、当院を受診されたのです。

血液検査の結果、重篤な鉄欠乏状態と亜鉛欠乏に加え、低血糖症もあることがわかりました。仕事のせいだと思っていたイライラも、おそらくこの低血糖症と鉄欠乏からきているのではと推測できました。

そこで、ヘム鉄と亜鉛のサプリメントを服用し、当院の管理栄養士から糖質制限食の栄養指導を行って実践してもらいました。

三ヶ月後には低血糖症状はなくなり、**鉄欠乏と亜鉛欠乏が改善、疲れを感じにくく、仕事のイライラも軽減されてきた**そうで、とても穏やかな表情になっていました。

六ヶ月後にはお肌のハリ感も取り戻された感じがしました。

栄養療法を行って七ヶ月くらいたったある日、突然、臨時でCさんから受診予約が入りました。臨時で受診されることは、中・長期的な効果を判定する栄養療法の場合にはほとんどないのですが。

Cさんを診察室に招き入れると、

「先生、赤ちゃんができたんです！」

と、うれしいお知らせが。

実は、Cさんは長年ひそかに不妊治療を受けていらしたのです。

Cさんの一番の悩みは、**お子さんが授からないこと**だったのです。

そのことを主治医の私にも打ち明けられずにいたこと、今回の栄養療法を不妊治療のラストチャンスにしようと思っていたこと、栄養療法でも赤ちゃんを授からなければ、あきらめようとご主人と決めていたことを初めて話してくださいました。

そして、その後もCさん自身と赤ちゃんの健康のために妊娠中もしっかりとサプリメントを服用して、満期で元気な赤ちゃんを出産されました。

産後一ヶ月ほどたったところで、赤ちゃんを見せに当院を訪問してくれました。本当にツルツルお肌のかわいらしい赤ちゃんを拝見し、とてもうれしい気持ちで一杯になりました。

女性特有のホルモンバランスは栄養で整える

彼女たちの身に起こった、女性の体調を左右するもののひとつとして、いわゆる**女性ホルモンのはたらき**があげられます。

そもそも、よく聞く「ホルモン」とは何か。

簡単にいえば、生きていくために、からだの各部所にこうしなさいよ、ああしなさいよ、と出される指令のようなものです。この指令があるから私たちのからだは、それに合わせていっぱい頑張ったり、休んだりしてバランスを取っているのです。

女性ホルモンはその名のとおり、女性特有のホルモンで、女性のからだを維持するために活躍しています。

女性ホルモンには、プロゲステロンとエストロゲンという二つのホルモンがあります。

プロゲステロンは妊娠を維持するために、エストロゲンは特に女性の美しさや若さ、そして妊娠体質を造るためにとても重要なホルモンです。

この二つのホルモンは、本来必要な時に必要な量分泌されていま

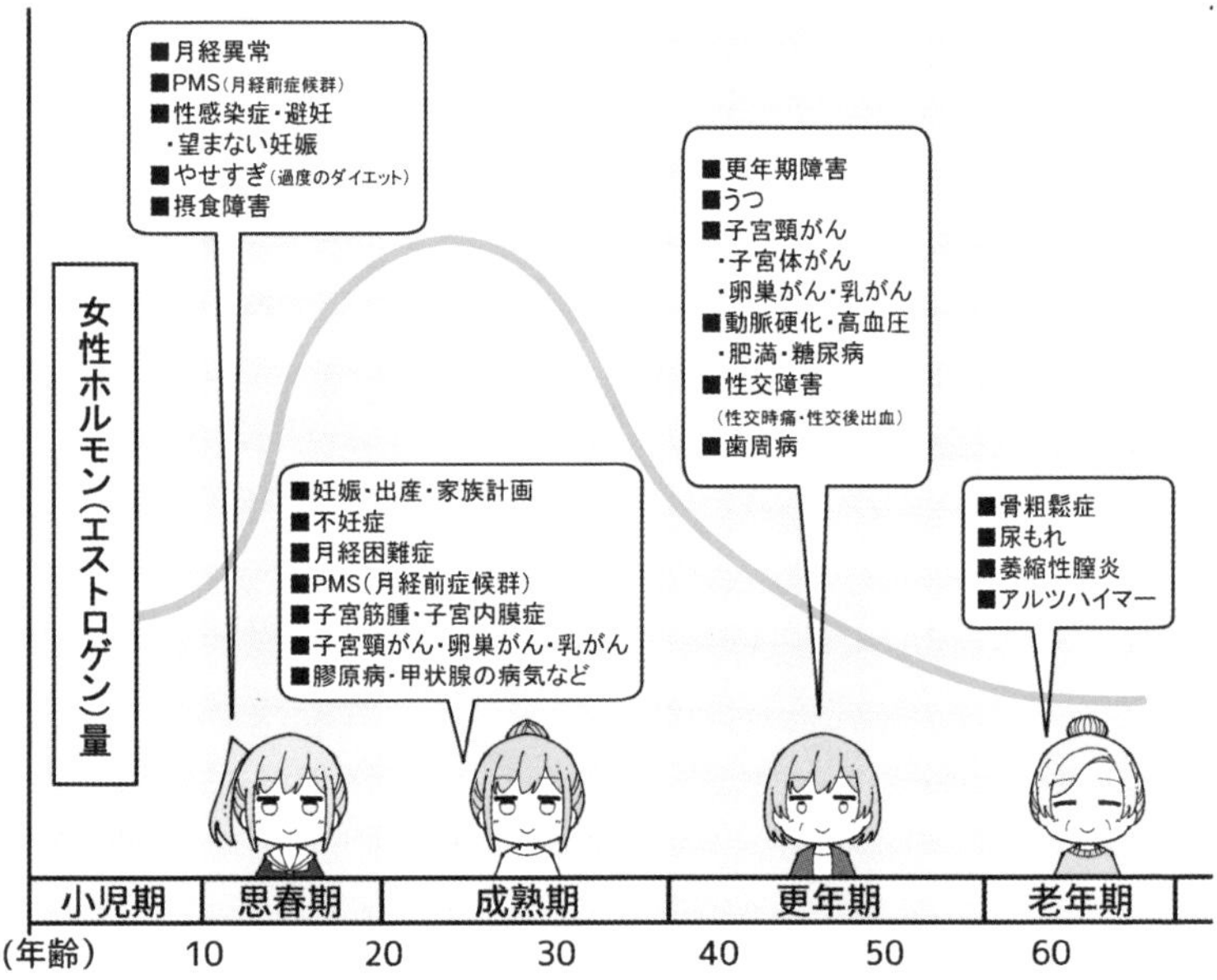

加齢によるエストロゲン量の増減と主な症状

すが、そのバランスが乱れると、月経痛が強くなるなど**婦人科系のトラブルの原因**になります。

特に**エストロゲン**は、女性のライフサイクルと健康にとって、とても大切なホルモンで、エストロゲンの量が、女性の健康状態に直結しています。

そんな大切な女性ホルモンの原料ももちろん栄

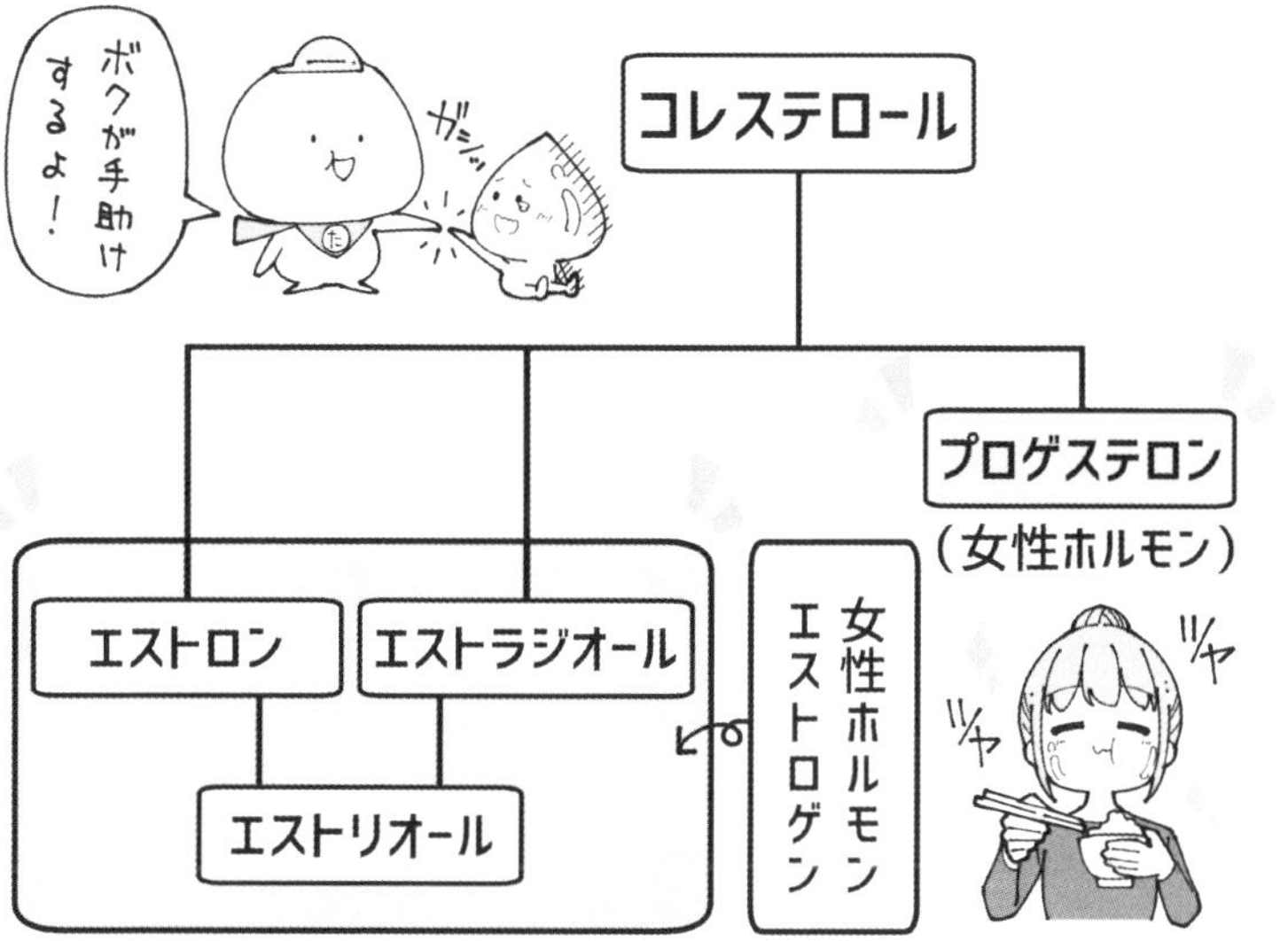

コレステロールが形を変えて女性ホルモンになる

養素。

みなさんよく聞く、なんとなく避けられがちなコレステロールは、女性ホルモンの大事な原料だったりします。

第三章で詳しく説明しますので、楽しみにしていてくださいね。

すべての女性に訪れる栄養失調

女性は男性と異なり、女性特有のホルモンバランスの乱れや、月経・妊娠・出産・授乳といったライフステージで、鉄や亜鉛を大量に失う機会もあることから、心とからだのバランスが「崩れた状態」に陥りやすいと考えています。

それに加え、現代女性を取り巻く環境から、男性より食生活も偏りがちだったりします。

ただでさえバランスが崩れやすいのに食生活も偏りがちというダブルパンチ。女性の栄養失調は思っているより深刻なのです。

ですが、問題はそれだけではありません。

「いやいや食事が大事なのはわかっているし、私は気を遣っているから該当しません」、と思っている、健康意識が高い方にも「かくれ栄養失調」が多いというのが、現代社会の恐ろしいところなのです。

みなさんが日頃習慣的に「からだに良い」と思っている食事が、実は、体調不良の大きな原因になっているとしたら……。

次章では、栄養医学の専門医が警鐘を鳴らす、巷にあふれたありがちな「危ない食生活」、みなさんの「あるある食事」をご紹介していきます。

第二章

「あるある食事」と栄養失調の危ない関係

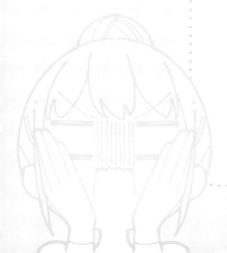

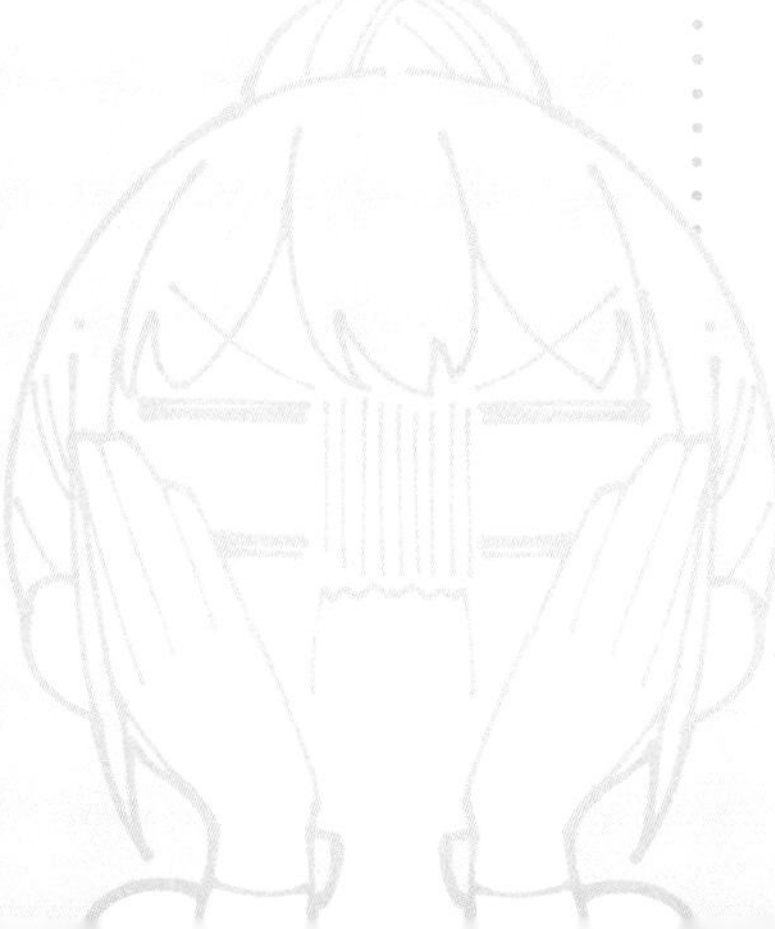

栄養失調をあと押しする「ヤバイ！」あなたのその食事

忙しくて食事への意識がおろそかになっている方、逆に健康意識の高い方、どちらでもなくそこそこ気にかけている方、食事に対する意識は人それぞれですが、この本を手に取ってくださったみなさんは、きっと何かしら自分の食事や栄養状態について考えていらっしゃるはずです。

例えば忙しいなりに、
どこかで聞いた良さそうな食事法を試してみたり、
コンビニで見つけたからだに良さそうな成分入りの食品を購入してみたり、自分なりの工夫をされているのではないかと思います。

しかしそのひと工夫、本当に正しいのでしょうか。

実は、栄養医学の観点からみると、みなさんの常識が、時には**大変危険な食生活**を招くことがあります。そしてその危険な食生活を良いと誤解して熱心に実践している方たちが多くいらっしゃることも事実です。

では、どんな食事が「ヤバイ!」のでしょうか?

パン・麺類・ご飯大好き!

こんな方、結構多いです。

いわゆる㊋(まるたん)=炭水化物大好き人間です。

特に最近は、パンやパスタといった小麦製品が大好きという女性が増えているように感じます。
なんでこんなに食べたくなるのでしょうね。
それにはちゃんと理由があります。
実はまんまと小麦粉に「小麦粉食べたい中毒」にさせられているのです。

小麦粉にはグルテンという成分が含まれていますが、このグルテンが厄介で、食べすぎると麻薬と同じように中毒性を発揮し、小麦製品を食べたくて食べたくて仕方がない状態にしてしまいます。その結果どんどん抜け出せなくなってしまうのです。怖いですね。
そのグルテンが、からだにとって、良いものならいいのですが、腸を守る腸管粘膜を傷つけて、アトピー性皮膚炎などのアレルギーや何らかの重い炎症性の病気を引き起こすことがあります。

よかった、私はお米大好き派なので！　と思われた方も安心してはいけません。

パンやパスタといった小麦製品の他、お米も炭水化物。

炭水化物に極端に偏った食事では、エネルギーのもととなる三大栄養素のタンパク質や脂質がほとんどない状態に陥りがちです。こうなると、一日のパワーが十分に造られないので、すぐに疲れてしまいます。

さらに、食べすぎると、炭水化物に含まれる糖質により血糖値がぐーんと上がります。からだは慌てて下げようとするため、血糖値の乱高下が起き、だるさや集中力の低下を招きます。

一章の「いつも長袖を着ていたBさん」のように、朝はパンでパパっと済ませ、おかずはなし。会社でもデスクに張りついて菓子パンやおにぎりを口に突っ込んで食事終了、という光景は忙しいビジネスウーマンにありがちです。一見効率的に見えますが、その食事が仕事の質を落としているかもしれませんね。

野菜中心・菜食主義が一番健康に良い!?

よくお昼どき、コンビニからサラダひとつを抱えて颯爽と出てくる女性を見かけますが、彼女の食事がサラダだけではありませんように、と心の中で祈っています。

野菜にはビタミンやミネラルといった美と健康を保つ栄養素が豊富に含まれている他、からだを錆びさせない抗酸化物質も含むので、凄く大切なことは事実です。ですが、野菜だけではかなり栄養の偏りが出てしまうのはわかりますね？

でも、からだに良い栄養素がたくさん摂れるわけなので、それはそれで良いのでは？　と思われた方、ここがとっても大切です。よく聞いてください。

栄養素はそれ単独では、からだのためにはたらくことができないのです。


後程お話ししますが、栄養素がそれぞれ持っている力を発揮するためには、栄養素同士の連携が必要です。

ビタミンやミネラル自体が何かになるわけではなく、彼らの役割はあくまでサポート役。野菜が持っていないタンパク質をエネルギーに変換する際、手助けをする役目なので、主役のタンパク質がないとお勤めできずに終わってしまうのです。

食べ方をアドバイスするなら、**最初に野菜、そのあとにお肉やお魚、卵、大豆製品などのタンパク質をしっかり摂る**といいでしょう。最初に野菜を摂ることで、胃の中で野菜がクッションの役割を果たし、そのあとに食べた分の糖質がすぐに腸に流れていかないので、血糖値の急上昇を抑えてくれます。

フランス料理のコースなどで、初めに「前菜」が出てくるのは理にかなっているわけです。

フルーツはビタミンの宝庫でしょ！

確かにフルーツにも多くのビタミンやミネラルといった栄養素が含まれていますが、だからといって過剰に食べていると、みなさんが一番恐れている体重増加につながりますよ。

フルーツには果糖とブドウ糖という糖質が含まれ、多すぎると、「もったいないから溜めておこう！」と、からだが判断して中性脂肪として蓄積されます。

見た目はあんなにさわやかなのに、食べると血糖値もぐーんと上がり、肥満のもとの脂肪分として蓄えられ、それが肝臓に溜まると脂肪肝になってしまいます。

脂肪肝になると、肝臓の機能が弱まって、最悪の場合、肝硬変から肝臓癌を発症された方を私は経験しています。

お酒も飲まないのに健康診断で肝臓の機能が引っかかる方の多くに、果物好きの方が多いことを覚えておいてくださいね。

一日の活動が始まる朝に少量だけ食べるのがフルーツの一番効果的な食べ方でしょう。

ダイエットのために朝食を抜いています

最近、ファスティング（断食）が健康に良い、という話を時々耳にしませんか？

確かにファスティングは、正しいやり方と環境を整えることで、ある一定の効果も認められています。

ただ、その正しい方法を知らずに、日常の生活のまま、ダイエットのために朝食を抜くことや、朝時間がなくて朝食を抜いた状態で一日を始めてしまうことは、ファスティングの本来の目的とは真逆の**不健康で非常に危険な状態**になってしまいます。

左の図は、朝食を抜いた場合と、さらに朝食と昼食を抜いた場合

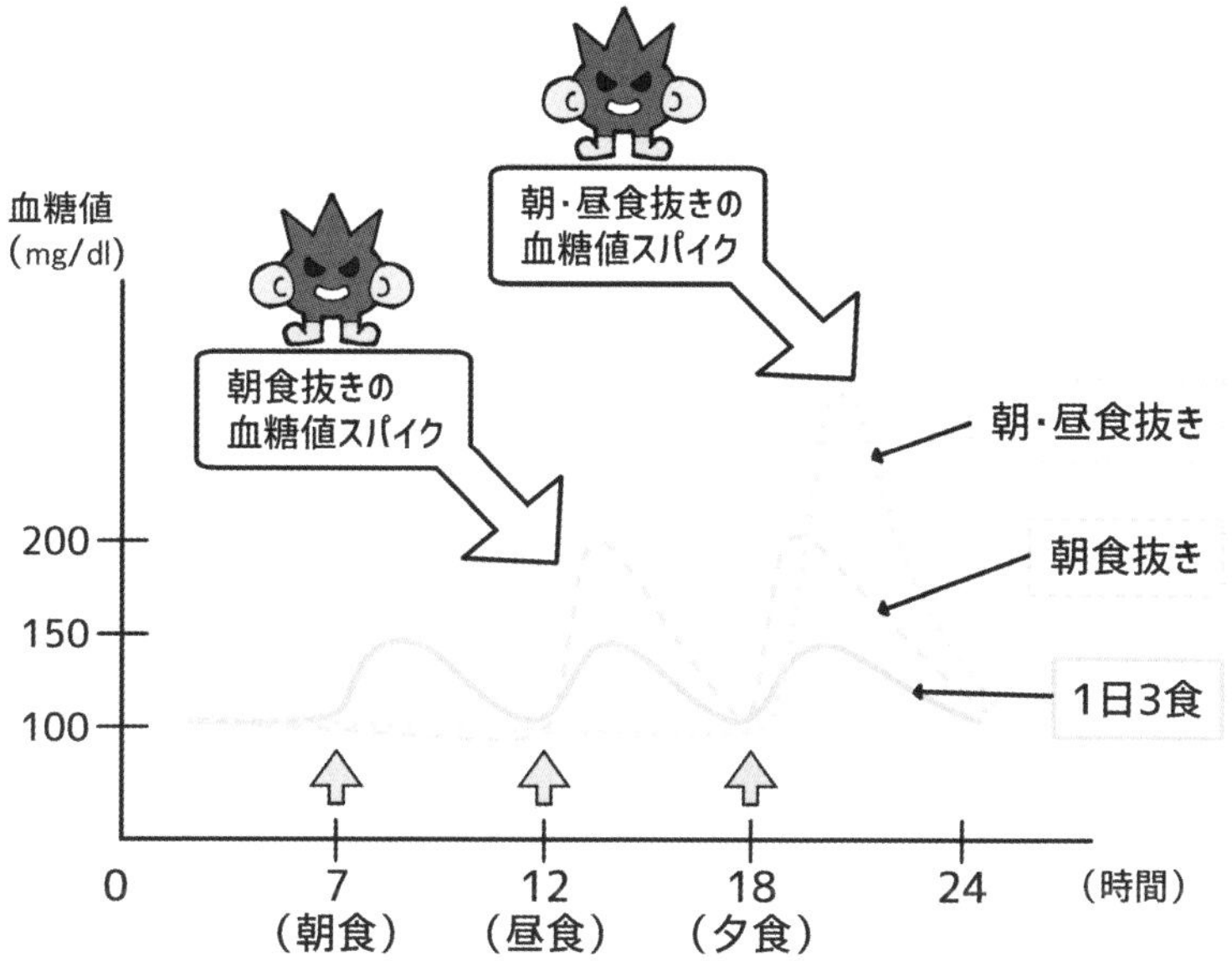

の、血糖（血液中に含まれる糖（ブドウ糖））の値の動きを表しています。

朝食、朝食・昼食どちらも抜いた場合には、血糖の急激な上昇がみられます。

図を見るとトゲのような形に見えますね。

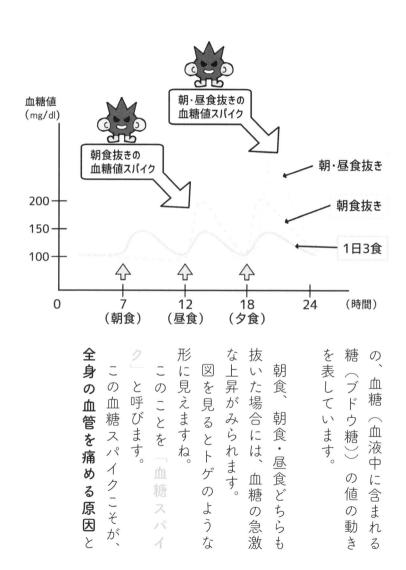

このことを「血糖スパイク」と呼びます。

この血糖スパイクこそが、**全身の血管を痛める原因**となり、赤血球や細胞の膜が弱くなって、貧血や免疫力の低下を招きます。

また、朝食抜きの方が肥満やメタボになりやすいことも事実ですので、ダイエットには逆効果といえるでしょう。

腸活のためにヨーグルトは欠かせません！

最近、テレビでも乳酸菌飲料のCMをよく見かけます。その影響からか、「**腸活のためにヨーグルト！**」とばかりにヨーグルトを買い求める方が多いように思います。

果たして本当にヨーグルトは腸に良いのでしょうか？

先に結論をいうと、決して腸に良いものとは言い切れません。

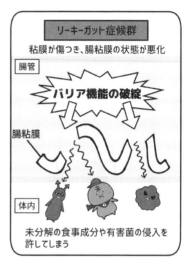

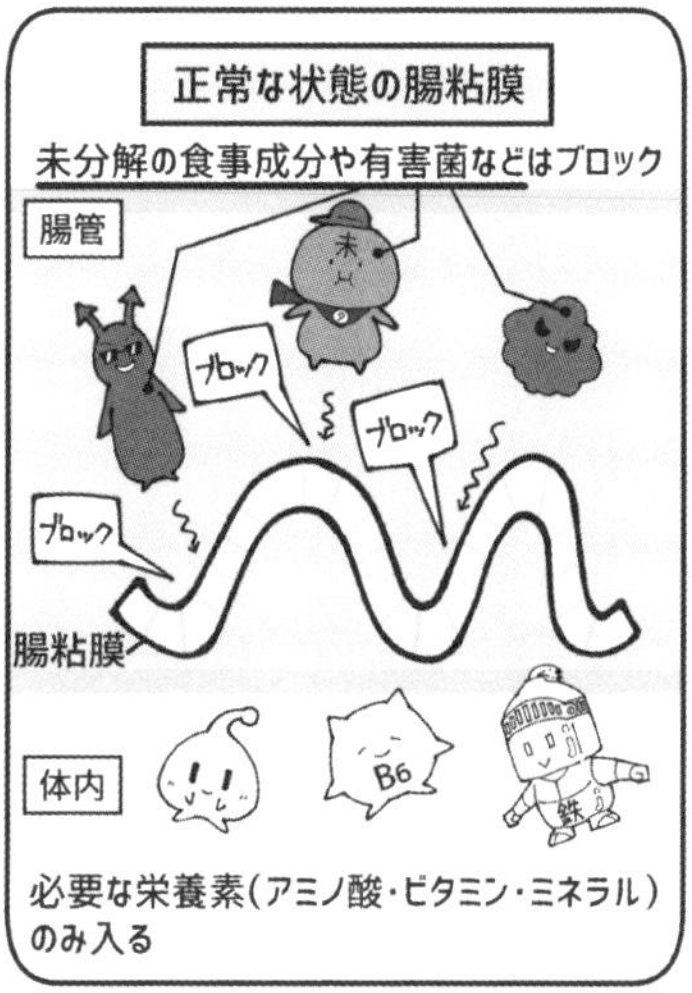

乳製品である普通のヨーグルトには、カゼインという成分が含まれています。

このカゼインは前述のグルテンと同じように腸管粘膜を傷つけて、リーキーガット症候群の原因になります。

リーキーガット症候群

本書で初めて聞いた方もいるかもしれませんが、最近女性にこの症候群の方が多いので、ちょっと難しいですが、ぜひこれを機に覚えてください。

カゼインやグルテンなどさまざまな影響で腸管粘膜が傷ついて、本来、腸の壁をとおり抜けてはいけないものまで腸のバリアをとおり抜けてしまう状態です。

その結果、何が起こるかというと、とおり抜けてはいけない、例えば十分消化されていないタンパク質や炎症の原因になる物質が、体内に入り込んで、アトピー性皮膚炎などのアレルギー疾患や難病にも指定される潰瘍性大腸炎などの重篤な炎症性疾患を引き起こしてしまうのです。

また、カゼインはグルテンと同様に、脳内の麻薬中枢にくっついて、ヨーグルトが食べたくて食べたくて仕方がない、ヨーグルト中毒を引き起こします。

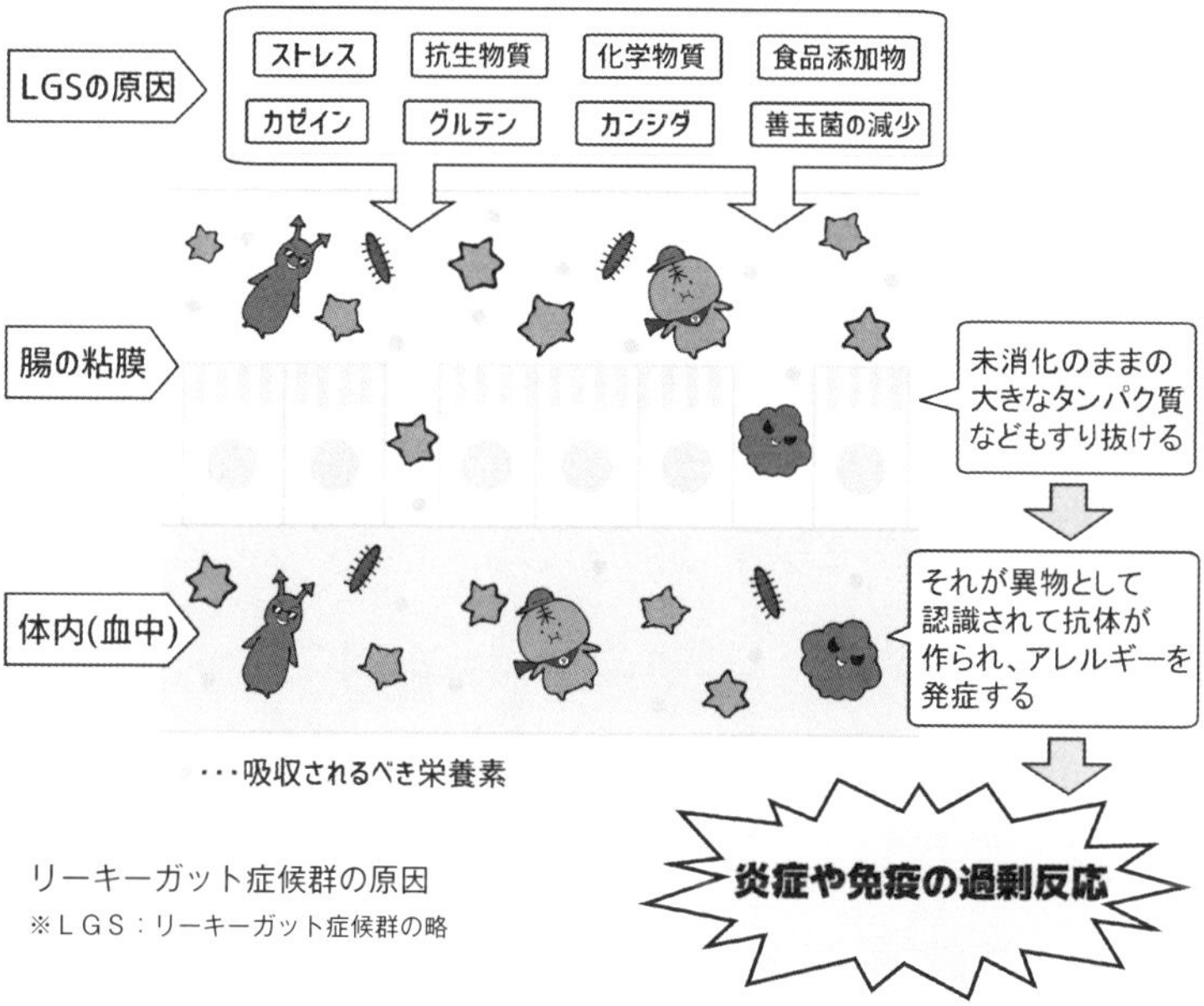

リーキーガット症候群の原因
※ＬＧＳ：リーキーガット症候群の略

ちなみにカゼインは接着剤やコーティングの原材料に使われるもので、人体には使用しないようにといわれているものです。

そもそも、なぜ腸活（腸の状態を整えること）が必要といわれるようになったのかご存じですか？

実は腸の状態が良いと**「心（メンタル）の状態」**が**とても良くなる**からなので

す。

腸と心はなかなか結びつきませんよね？　最近よく聞くセロトニンやオキシトシンといった幸せホルモンのほとんどが実は腸で造られていることがわかってきました。


ですから、腸の状態が悪いと、幸せホルモンを造る過程にも影響が出てしまい、うまく造ることができなくなってしまいます。そんな大切な腸内の環境を守っているのが腸内細菌の善玉菌です。

みなさんに一番身近な善玉菌がヨーグルトなどに含まれる**乳酸菌**です。

ですから「腸活にはヨーグルト」のイメージが作り上げられたのでしょう。


確かに乳酸菌は魅力的なのですが、乳製品にはカゼインが含まれています。思い出してくださいね、カゼインは腸の大敵でした。

一般的にあまり知られていませんが、最近では野菜や果物といった植物由来の乳酸菌の仲間や大豆を使用したヨーグルトも製品化されていますので、そういった代替食品に切り替えれば、理想的な腸活ができますよ。

脂は苦手！　さっぱりしたものが好きです

「太るので脂ものは控えています」とか、**「胃もたれするので」**といった理由で、脂肪分を控える女性の方が多いと思います。これは女性のからだの健康にとって、大変間違った、もったいない考え方です。

そもそも、脂肪分で太るわけではありません。
太る原因は、炭水化物です。

まず脂肪分を語る前に、大前提として知っていただきたいのが、**「脂」は「脂」でもその主成分が違えば、からだに良くも悪くもなる**ということです。

みなさんが家庭でよく使ういわゆる「サラダ油」はここでいうからだに悪い脂です。主成分はリノール酸といいますが、このリノール酸はからだに入ると、炎症を引き起こす成分となってしまいます。

そこで、私のお勧めの脂を紹介しましょう。

まず一つ目が、

「DHA／EPA」を主成分とするお魚の脂やエゴマ油です。

DHA／EPAは最近CMでもよく聞くので、名前だけは知っている方もいるかもしれませんね。このDHA／EPAは、脳の細胞の膜を造ったり、脳を錆（アルツハイマー型認知症はいわゆる脳に錆がついた状態といわれます）から守ったりする重要な役割を担っていて、脳の正常な発達や機能に必要な栄養素です。

具体的には、脳の認知機能や記憶力の向上、うつ病や認知症のリスクの低減が期待されています。

また、サラダ油のリノール酸が炎症を引き起こすのに対し、DHA／EPAは炎症を抑制する作用があります。

例えば、子宮内膜や血管内膜の炎症を抑制することで、子宮内膜の過度の収縮からくる、ぎゅーと締めつけられるような月経痛を改善してくれたり、動脈硬化や心血管疾患の予防、関節炎や喘息などの炎症性疾患を緩和したりすることが期待されます。

さらには免疫細胞の機能を改善し、免疫力を向上させる作用があるとされていますので、特に新型コロナウイルス感染症などの感染症に対する抵抗力も高めます。

お勧めの脂二つ目は

「オレイン酸」を主成分とするオリーブオイルなどです。

オレイン酸は、血液内に溜まってしまった余分なコレステロールを回収して肝臓に戻す善玉コレステロールを増加させてくれるはたらきがあります。

その善玉コレステロールは細胞膜が錆びてしまうのを防ぐことで、細胞の膜を強く健康に保つことができます。

さらにオレイン酸は、炎症を抑える作用や、血糖の上昇を穏やかにする作用の他、脳の神経細胞を保護する作用まであるのです。

最後に、一章でも述べていますが、脂肪分であるコレステロールは、女性のホルモンを造るとても大切な原料になっています。

脂は脂でも良い脂を積極的に摂ることによって、女性ホルモンの分泌とはたらきを良くし、また、細胞レベルから健康になることができるのです。

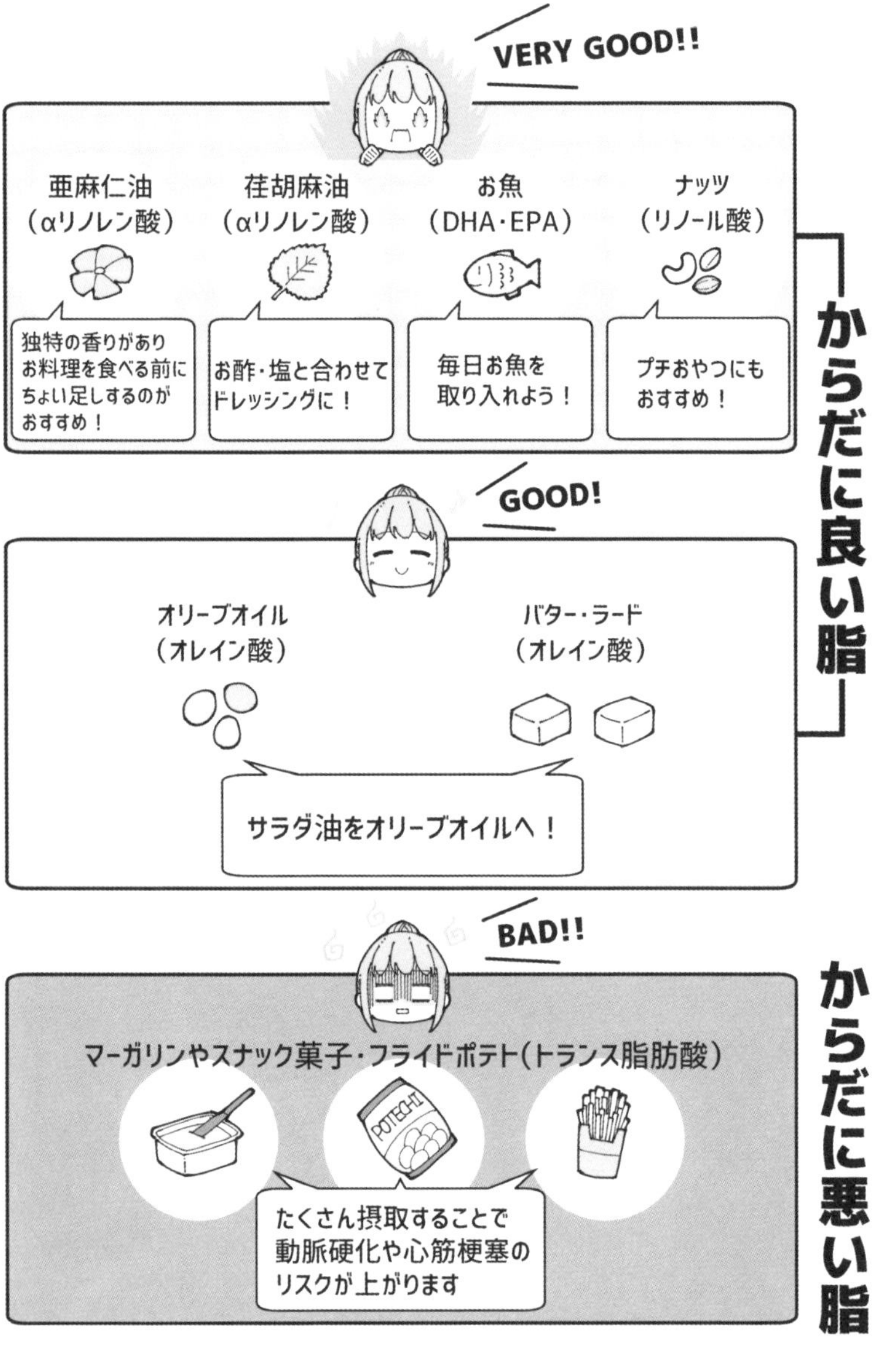
VERY GOOD!!
亜麻仁油
（αリノレン酸）
荏胡麻油
（αリノレン酸）
お魚
（DHA・EPA）
ナッツ
（リノール酸）
独特の香りがあり
お料理を食べる前に
ちょい足しするのが
おすすめ！
お酢・塩と合わせて
ドレッシングに！
毎日お魚を
取り入れよう！
プチおやつにも
おすすめ！
GOOD!
オリーブオイル
（オレイン酸）
バター・ラード
（オレイン酸）
サラダ油をオリーブオイルへ！
からだに良い脂
BAD!!
マーガリンやスナック菓子・フライドポテト（トランス脂肪酸）
POTECHI
たくさん摂取することで
動脈硬化や心筋梗塞の
リスクが上がります
からだに悪い脂

第三章

知識は薬より役に立つ！
栄養失調の私を救う
五つの栄養素

「ヤバイ！食生活」から抜け出すためには

今までお話ししてきた内容は、みなさんにとって、結構、衝撃的だったのではないでしょうか。

なぜ、良いと思ってきた食事が実際には良くなかったのか？

それは、多分、みなさんが自分のからだを構成する細胞、もとをたどれば細胞を造る**栄養素の「役割やはたらき」を正しく理解していない**から、いろいろな健康情報に振り回されるのだと思います。

「○○はからだに良いですよ」とテレビで紹介された食事法や、ミネラル入り○○というキャッチコピーに惹かれて手に取った商品を、手当り次第に試すものの、一向に効果が感じられない。

それもそのはず、その情報があなたのからだの状態にとって適切とは限らないからなのです。

特に女性は前章で述べたように、取り巻く環境などから栄養が偏りがちで、そういった自覚がある方も多いと思います。そのため巷にあふれる情報に敏感になり、あれこれ試してみたくなる、そのお気持ちは十分にわかります。

ですが、せっかく限られた時間の中で自分のからだのことを考えるなら、それぞれの栄養が心とからだにはたらきかけるしくみを理解し、自分の状態に合わせた選択をできるようになっていただきたいのです。

この章では、特に女性の見た目と心身の健康に大切な五つの栄養素、タンパク質、ビタミン、コレステロール、主要なミネラル（鉄・亜鉛）について説明します。

この五つの栄養素は本当にどれも素晴らしく、多彩な役割をこなしてくれているのですが、そのはたらきすべてを説明すると、この本が辞書のような厚さになってしまいますので（笑）、中でもここは！という点に絞ってお伝えしたいと思います。

そして、次の第四章では、ここで学んだ知識をもとにした実践法をお伝えしますので、しっかりと学んでくださいね。

症状別チェックシート

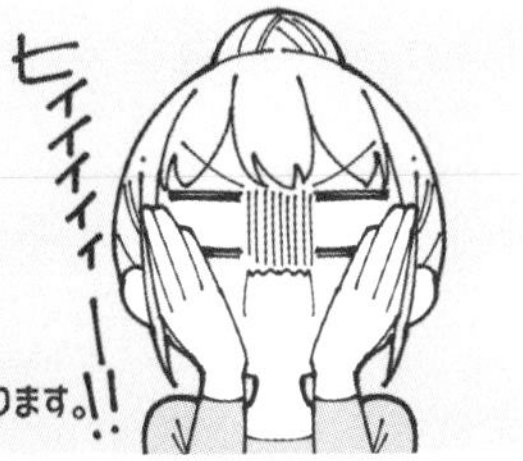

以下の項目の中で、該当するものを☑チェックしてみましょう。
さまざまなからだと心の症状と栄養の状態は、とても関係があります。

3項目以上該当する方は・・・
鉄不足の可能性**大!!**

- □たちくらみ、めまい、耳鳴りがする
- □肩こり、背部痛、関節痛、筋肉痛がある
- □頭痛、頭重になりやすい
- □力が弱くなった
- □よくアザができる
- □のどに不快感(つかえ感)がある
- □階段を上ると疲れる
- □夕方に疲れて横になることがある
- □生理前に不調になる
- □生理の出血量が多い

3項目以上該当する方は・・・
タンパク質不足の可能性**大!!**

- □肉や卵などはあまり食べない
- □野菜中心、あるいは和食中心である
- □タンパク質は大豆食品から十分摂れると思う
- □ご飯やパン、麺などで食事を済ませてしまう
- □成長期である
- □妊娠、授乳中である
- □ステロイド剤を使用している
- □スポーツをする、あるいは肉体労働である
- □胃薬をよく使う
- □腕や太ももが細くなった

3項目以上該当する方は・・・
亜鉛不足の可能性**大!!**

- □風邪をひきやすい
- □洗髪時、髪が抜けやすい
- □食欲不振になりやすい
- □肌が乾燥しやすい
- □傷の治りが悪い、跡が残りやすい
- □爪に白い斑点がある
- □味覚や嗅覚が鈍い
- □アルコールをよく飲む
- □ネックレスなどで皮膚炎が起こる
- □傷や虫刺されが膿みやすい

3項目以上該当する方は・・・
ビタミンB群不足の可能性**大!!**

- □アルコールをよく飲む
- □音に敏感だ
- □イライラしやすい
- □集中力が続かない
- □記憶力が衰えている
- □よく悪夢を見る
- □テレビがわずらわしい
- □読書しても頭に入らない、興味がなくなった
- □寝ても疲れが取れない、とにかく疲れる
- □口内炎がよくできる

タンパク質

心とからだと見た目を元気にする栄養素

私たちの活力となるエネルギーの源には、三大栄養素といわれる、タンパク質、糖質、脂質があります。その中でも、特にタンパク質はとても大切な栄養素です。

その疲れ、からだを動かす「燃料」が切れていませんか？

タンパク質は、細胞の中にあるミトコンドリア（からだのエンジン部分）を動かす燃料のようなものです。タンパク質が足りないと、燃料不足でエンジンが回らないので、とっても疲れやすくなります。

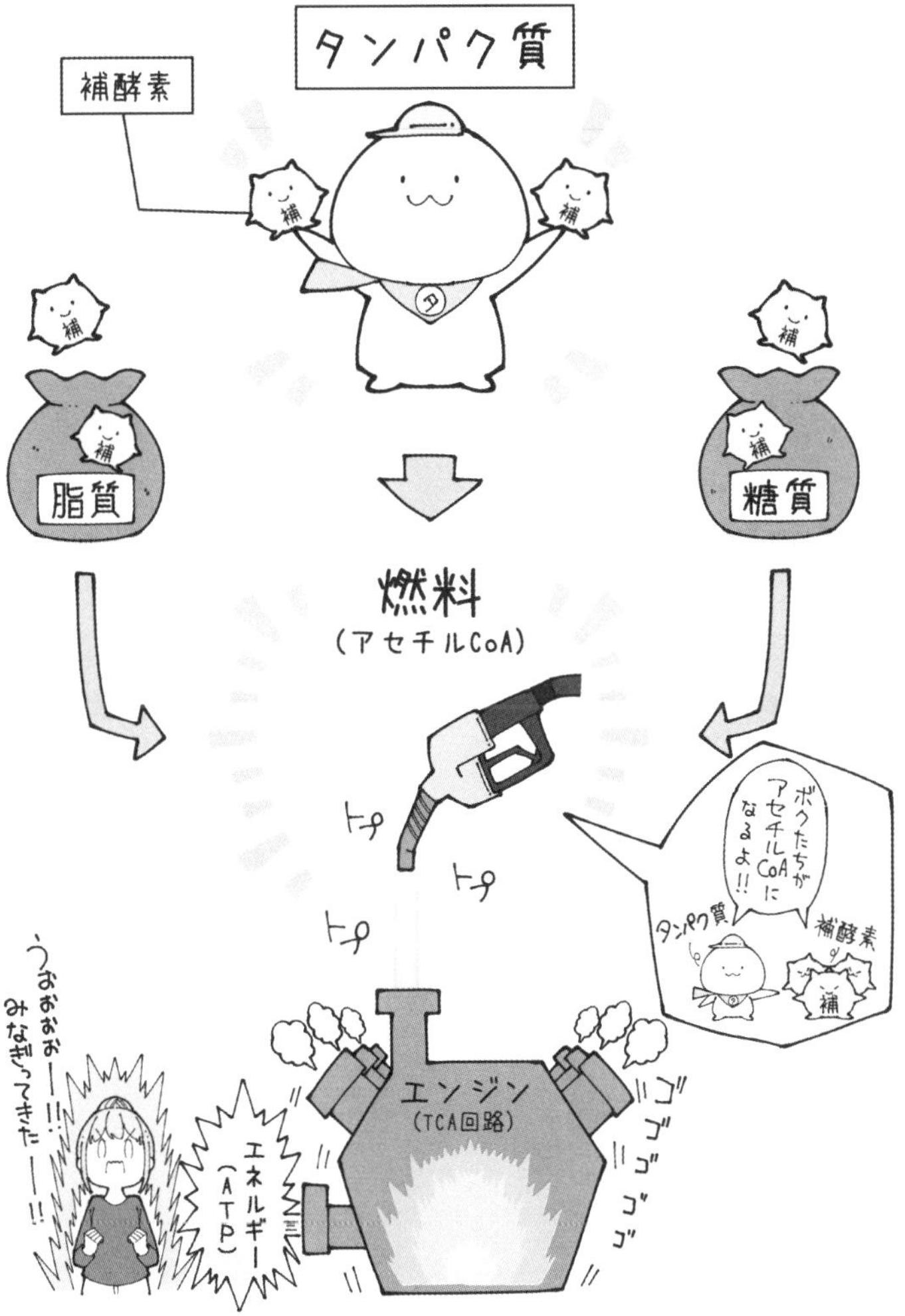

※補酵素：栄養素が分解・合成するのを円滑に進める酵素のはたらきを補う物質

その他、タンパク質は、すべての内臓や血液、そして、骨や筋肉を造るための原料になっていますし、ホルモンや髪の毛、皮膚や爪といった女性にとって、とても大切なからだの材料にもなっています。

三大幸せホルモンの鍵をにぎっている！

メンタルサポートのためにも、タンパク質は一番大切な栄養素です。

私たちの脳の中には、セロトニンやオキシトシン、ドーパミンといった、いわゆる三大幸せホルモンが存在しています。このホルモンたちは、脳やからだのあちこちに散らばった神経細胞たちをつなぐ、電線のようなはたらきをしています。

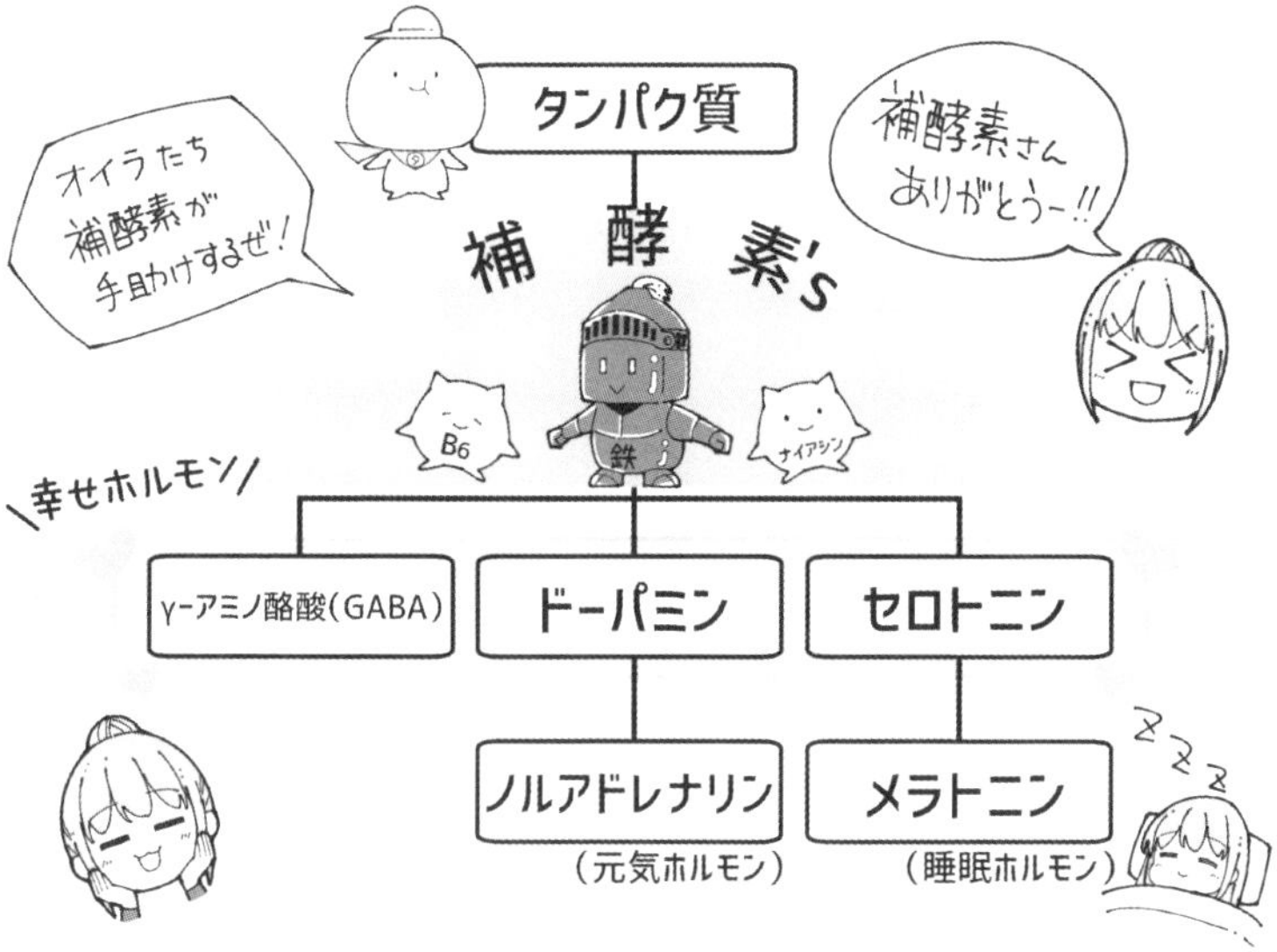

タンパク質が幸せホルモンになるまで

ちょっと難しいですね。丁寧に説明しましょう。

私たちが目や耳や口から得た情報は、脳内の神経細胞がキャッチして、周りの神経細胞たちに伝言ゲームのように伝達されていきます。きちんと伝達されて、初めて「うれしい」とか「おいしい」とか脳は判断できます。その細胞から細胞に情報を伝達する大事な役割をしているのがホルモンです。

タンパク質はそんな幸せホルモンたちの原料にもなっています。

つまりタンパク質が不足すると、幸せホルモンも不足してしまうので、イライラ、怒りっぽい、不安、不眠、ゆううつな気分などのさまざまなメンタルの不調をもたらし、心が不安定な状態になってしまいます。

全身を駆け回るからだの中の運送業者

タンパク質は、ビタミンやミネラルといったその他の栄養素やお薬を、内臓に送り届ける、運送業者のようなはたらきをしています。

タンパク質が足りないと、からだの隅々まで栄養素や、お薬を届けることができず、からだ

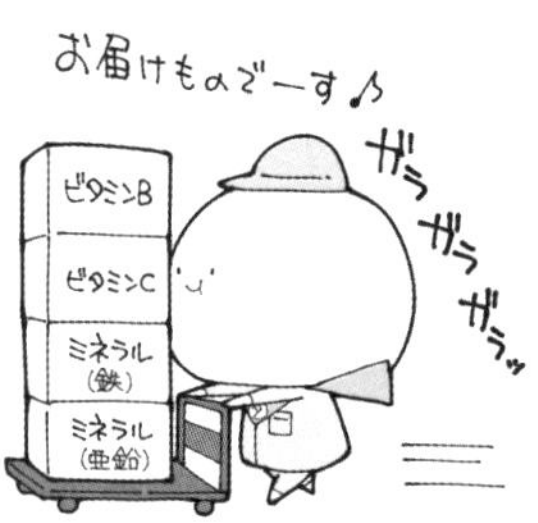
お届けものでーす♪
ガラ
ガラ
ガラッ
ビタミンB
ビタミンC
ミネラル
(鉄)
ミネラル
(亜鉛)

の中のすべての臓器のはたらきが保てなくなったり、うまく薬が効かなかったり、なんてことにもなりがちです。

いつ、何から摂ったらいいの？

これほどまでにさまざまなはたらきを担ってくれているタンパク質。今すぐにでも摂りたい！　と思われたのではないでしょうか。

タンパク質は肉、魚、卵、大豆製品などの食品から摂取することが基本です。

大切なことは、この食材を**毎食最低二品**は摂るようにすることです。

できれば肉や魚などの**動物性タンパク質**の摂取をお勧めしています。

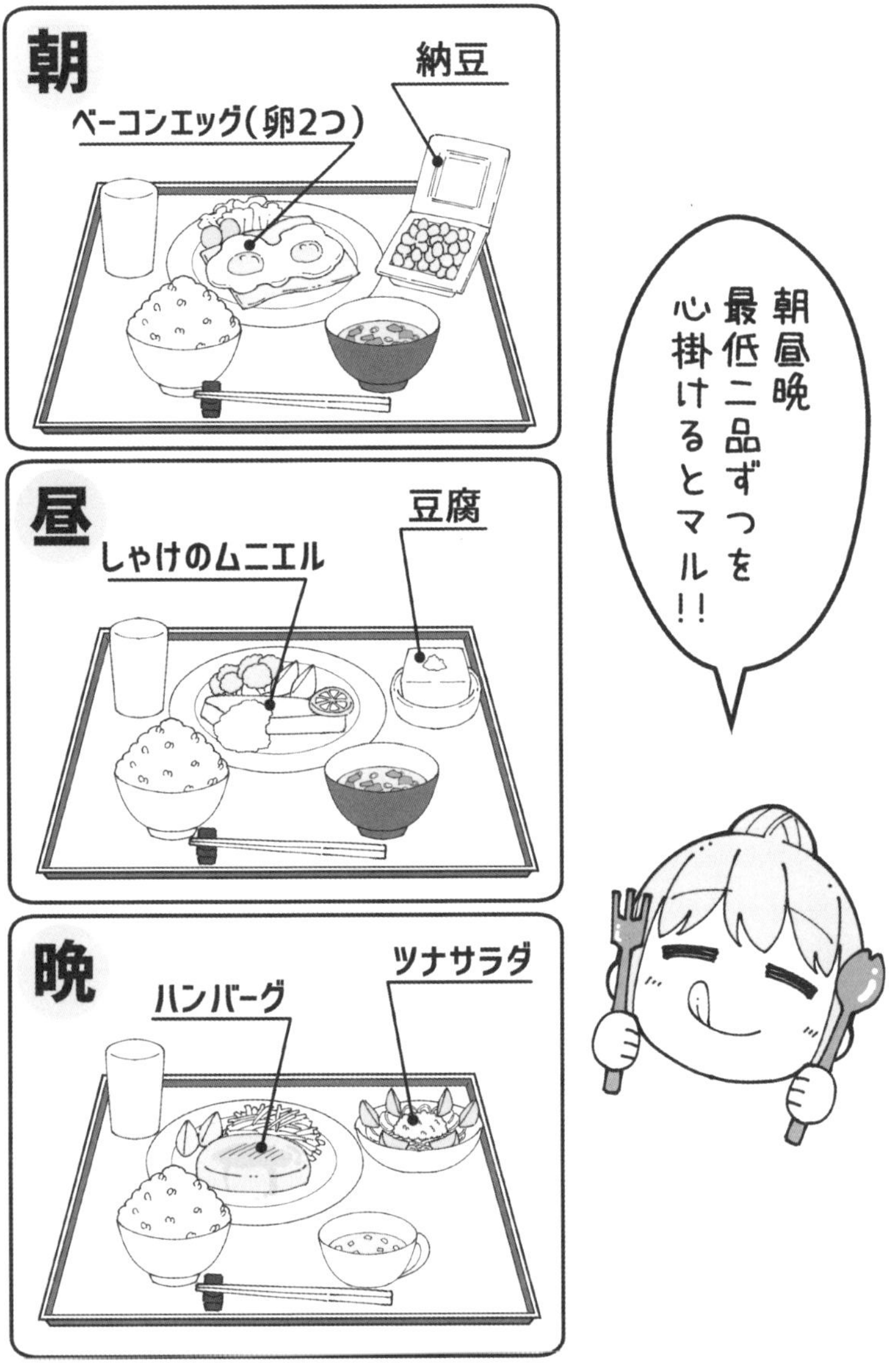
朝
納豆
ベーコンエッグ（卵2つ）
昼
豆腐
しゃけのムニエル
晩
ツナサラダ
ハンバーグ
朝昼晩最低二品ずつを心掛けるとマル!!

タンパク質まとめ

・タンパク質は、からだを動かす燃料
・幸せホルモンの原料になる
　メンタルサポートにも必須な栄養素
・栄養素やお薬をからだの隅々に運ぶ運送業者
・タンパク質を毎食二品は食べる

ビタミン

栄養素たちのはたらきを支えるサポーター

ビタミンについて語ると、それだけで一冊の本ができてしまうほど種類豊富で、はたらきもさまざまです。

ビタミンはそれ単体で大きな意味を持つわけではなく、他の栄養素のはたらきを円滑にするサポート役です。からだのあちこちで、いろいろな栄養素の活動をサポートしています。
ここではそのほんの一部をご紹介します。

ビタミンB群
縁の下のちから持ち、スムーズな代謝をサポート

ビタミンB群は、タンパク質、糖質、脂質といった三大栄養素が、エネルギーに造り変えられる時、スムーズに変換できるようにサポートします。

そもそも食事でからだに入ってきた栄養素は、そのままの形で私たちのからだの一部になるわけではありません。細かなパーツに**分解**されてから、必要な場所に運ばれていき、またそれぞれの場所で必要な形に変換される（**合成**）を繰り返しています。これを代謝といいます。

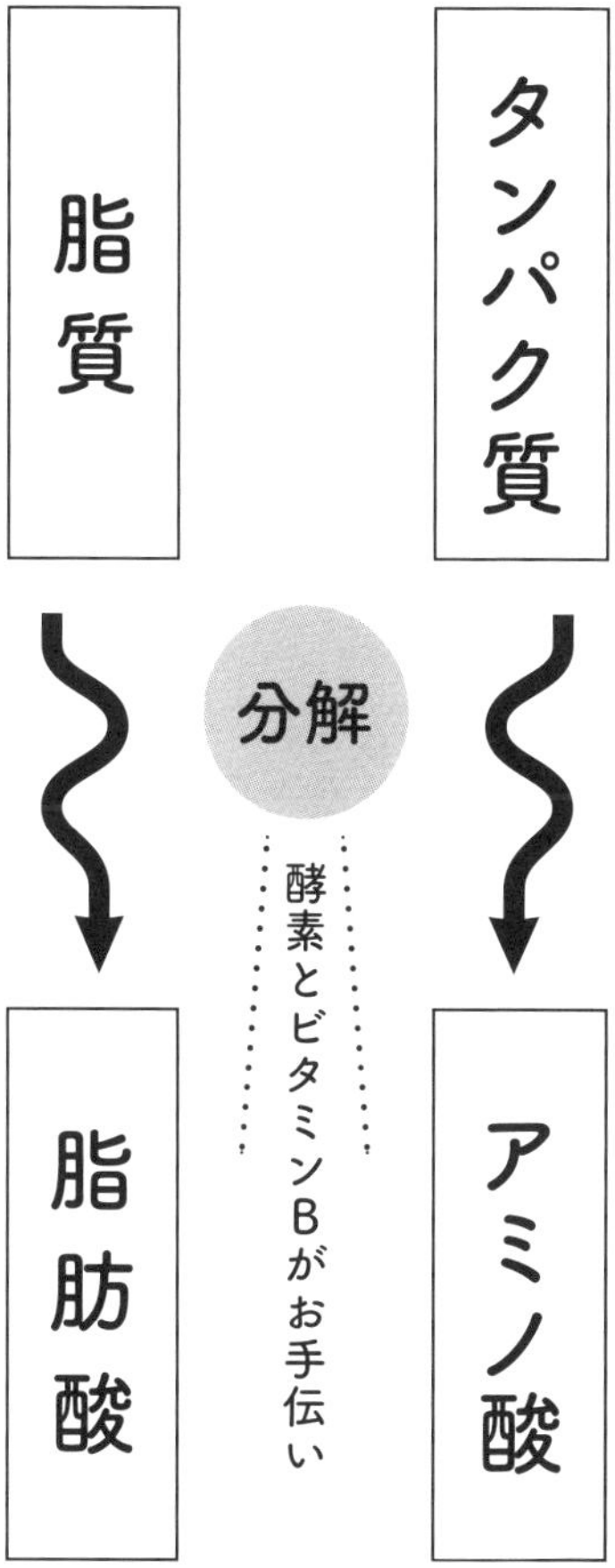

この**代謝**を円滑に進めるのが酵素と呼ばれるもので、その**酵素**のはたらきをサポートしているのがビタミンB群です。酵素とビタミンB群がタッグを組むことで、栄養素たちはスムーズに形を変えることができます。

ビタミンB群にはいくつか種類がありますが、代表的なものをあげておきます。

- **ビタミンB6**
- **ナイアシン**
- **葉酸**

同じビタミンB群でもはたらきが少しずつ異なります。
ここから一つひとつみていきましょう。

ビタミンB群
ビタミンB6

タンパク質を造る強力なサポート役

ビタミンB6は、肝臓でアミノ酸からタンパク質を合成する時に、その活動を促します。

ちょっとしくみがややこしいのでイラストとともに説明します。

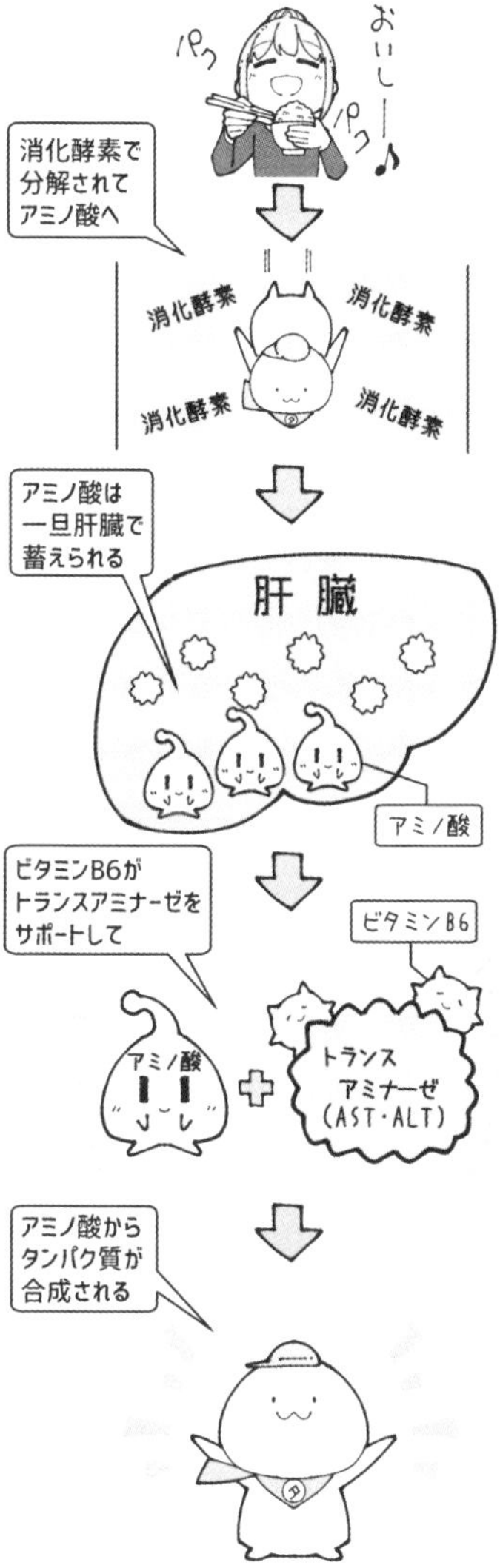
パク
おいしー！♪
パク
消化酵素で
分解されて
アミノ酸へ
消化酵素
消化酵素
消化酵素
消化酵素
アミノ酸は
一旦肝臓で
蓄えられる
肝臓
アミノ酸
ビタミンB6が
トランスアミナーゼを
サポートして
ビタミンB6
アミノ酸
トランス
アミナーゼ
(AST・ALT)
アミノ酸から
タンパク質が
合成される

※トランスアミナーゼ…アミノ酸、タンパク質合成に必要な酵素の一種

食事から摂取されたタンパク質は、吸収しやすくするために、消化酵素の力を借りて一度、アミノ酸という小さいパーツに分解されて小腸から吸収されます。（分解）

次に、小腸から吸収されたアミノ酸は一旦肝臓に蓄えられます。肝臓に蓄えられたアミノ酸は、筋肉や酵素を造るため、もう一度タンパク質に再生されます。（合成）

その合成を円滑にするのがビタミンB6の役割です。

みなさんが「**タンパク質が大事だ！**」と思ってせっかく肉や魚をたっぷり食べても、このビタミンB6が不足していると、吸収されたアミノ酸を、もう一度タンパク質に再合成する力が低下してしまいます。そうなれば筋肉など必要なものが生み出せなくなってしまうわけです。

ビタミンB群
ナイアシン

「肩こり」「疲れやすい」は、ナイアシン不足かも

運動したあとに起こる筋肉痛や筋肉疲労は、筋肉内に**乳酸**が溜まることで起こります。これはよく聞く話なので知っている人も多いでしょう。

この乳酸を分解して溜まらないようにサポートしているのがナイアシンです。

ですから、ナイアシンが不足すると、筋肉内に乳酸がどんどん蓄積してしまって、肩こりの原因になったり、疲れやすくなったりしてしまいます。

よく、駅伝やマラソンなど筋肉の持久力が必要なスポーツ選手が途中で崩れ落ちるようになってしまうのは、筋肉内に乳酸が溜まってしまった結果で、**ナイアシン不足の可能性が高い**と思っています。

ビタミンB群 ビタミンB6 ナイアシン
合わせ技で強力なメンタルサポートに

先ほども出てきた、幸せホルモンといわれるセロトニンや、元気ホルモンのドーパミン、心を安定させるGABAなどの多くの神経系のホルモンを合成する時にも、ビタミンB6とナイアシンが一緒に使われます。

ですから、ナイアシンやビタミンB6が不足してくると、幸せホルモンたちも不足するので、

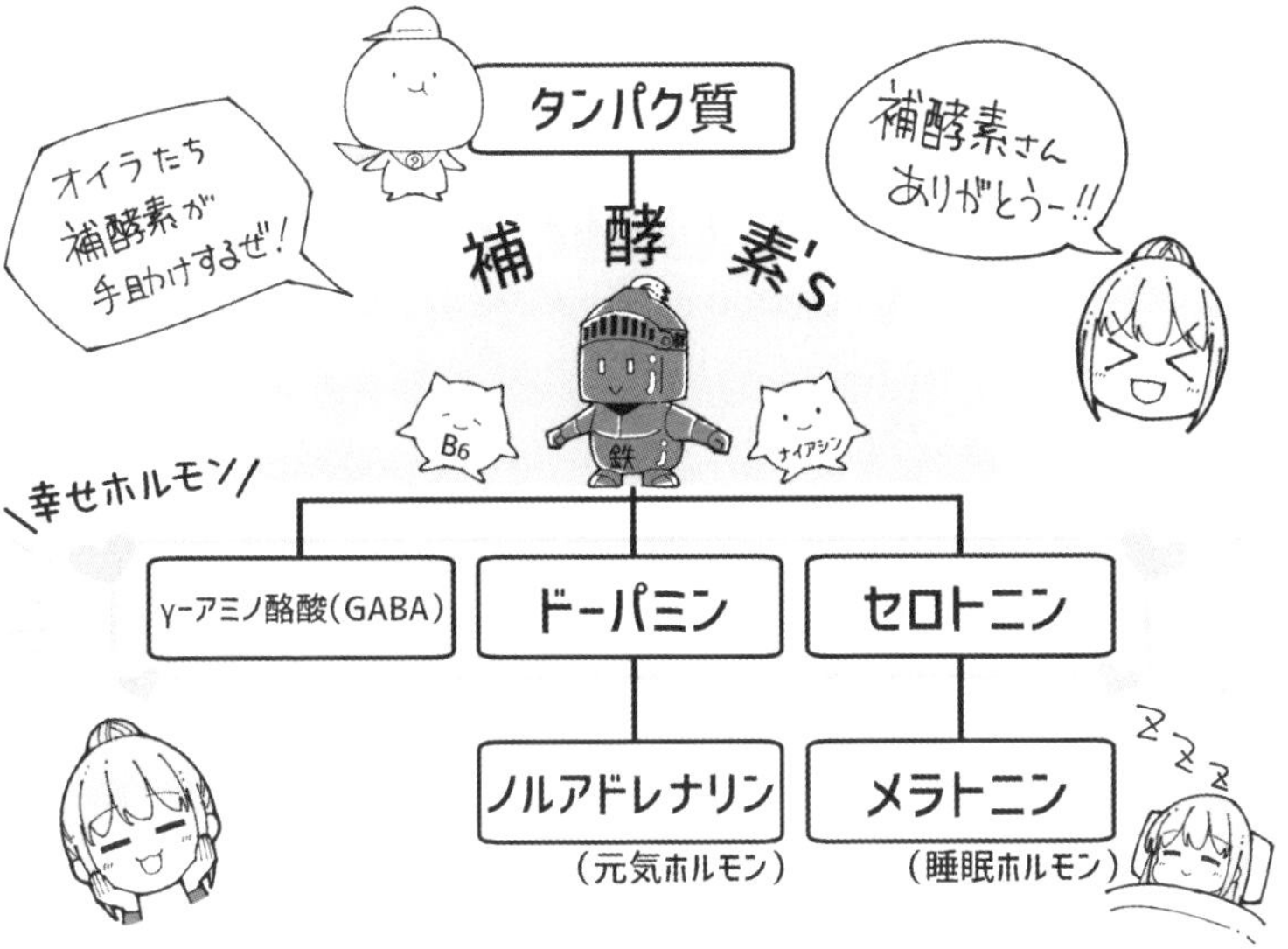

ビタミンＢ６とナイアシンは補酵素として合成を手助けする

・楽しい気持ちが少なくなった
・気持ちが不安定
・怒りっぽくなった
・イライラしやすい
・集中力が低下して仕事が進まない
・寝つきが悪い、途中で目が覚める
・なんとなく家事や育児にやる気が出ない

などの症状が出てきます。

ビタミンB群
葉酸

妊婦さんと赤ちゃんの成長を支える栄養素

「妊娠したら、葉酸が必要！」とよくいわれていますので、葉酸という言葉を知っている方は多いと思います。ただそのわけまでは知らない方も多いのではないでしょうか。

葉酸もビタミンB群の一つで、簡単にまとめるとこんな感じです。

葉酸のはたらき

①赤血球を造る
②細胞の分裂やDNA（遺伝子）の合成
③胎児の神経管を造る

葉酸は、赤血球が造られる工程をサポートする重要な栄養素のうちのひとつです。赤血球は血液の中にあって、全身に酸素を運ぶはたらきをしています。

葉酸が不足すると品質の良い赤血球を造ることができず、十分な酸素を運ぶことができないため、めまいや立ちくらみが起こります。

妊婦さんの赤血球の質が悪いと、お腹の赤ちゃんにも影響が出てきます。

葉酸は、細胞の分裂やＤＮＡといった遺伝子を造るのにも重要なはたらきをしているため、お腹の赤ちゃんがしっかりと育つために、とても大切な栄養成分なのです。

さらに妊婦の方が葉酸を十分に摂取することで、**先天性の脊髄障害が起こる神経管閉鎖障害のリスクを減らす**ことがわかっています。妊娠初期から十分な葉酸の摂取がお勧めです。

葉酸は、レバーやいわし、アボカドやブロッコリー、ほうれん草に多く含まれますので、これらの食品を多く摂ることと、サプリメントでの摂取をお勧めします。

ビタミンB群まとめ

・ビタミンB6はアミノ酸からタンパク質を造る強力なサポート役
・筋肉の疲労や疲れにはナイアシン
・ビタミンB6とナイアシンはメンタルサポートに
・妊婦のからだと胎児の成長を支えるのは葉酸！

ビタミンD

神秘のちから！万能ビタミン

最近、ビタミンDが、実は**万能ビタミン**としてにわかに注目されています。

そのわけは、ビタミンDに多くの神秘的なはたらきが見つかってきたからなのです。

ここではそのはたらきの一部にスポットを当てて、不思議なちからを秘めたビタミンDについて解説していきますね。

環境破壊が原因に？　増加するビタミンD欠乏症

他のビタミンは食べ物から摂取するのに対し、ビタミンDはなんと、日光浴などで紫外線を浴びることで、体内で造ることができます。

食生活とは関係ないので、これはさすがに不足していないだろうと思われる方もいるかもしれませんが、実はビタミンD欠乏症の方が非常に多くなっています。

というのも、ビタミンDは日光を浴びることで自分で造り出すことができますが、最近はオゾン層の破壊によって紫外線が強くなりすぎて皮膚がんのリスクが高まっているため、できるだけ紫外線を浴びないように気をつける方が増えているからです。また、よくアウトドアを楽しむ方でも、日焼け止めを使用すれば紫外線をブロックしますので、ビタミンDを造ることができません。

確かに、紫外線は皮膚の老化の原因になるため、美肌を保つためには好ましくないことも事実です。

加えて、ここ数年は、新型コロナウイルス感染症の蔓延にともない、外出する機会が極端に減ってしまいました。それとともに太陽光を浴びる機会も減っています。

女性の強い味方！万能ビタミンといわれるワケ

さてこのビタミンDは女性のライフサイクルにおいて、まず若年者では、月経痛を改善したり、月経前症候群（PMS）のさまざまな辛い症状を改善させたりすることがわかっています。

そして、妊娠適齢期においては、卵子の排卵率が向上することや妊娠した際の卵子の着床率を改善すること、そして**初期流産のリスクを減らす**ことなど多くの報告があります。

これらのことから、妊活中の女性にとって、妊娠の成立や継続、そして正常な出産に向けてとても大切な栄養素であることがわかります。

また、ビタミンDが十分にあると、子宮筋腫のリスクを減らすことも知られています。

冬季うつとビタミンDの関係

最近、二十代から三十代の女性に、季節性感情障害（いわゆる冬季うつ）が多いといわれています。

これは、前述したとおり、冬季に日照時間が少なくなることで、ビタミンDの血中濃度が減少したからだと考えられています。

実はビタミンDは、前述した幸せホルモンのセロトニンやオキシトシン、ドーパミン、GABAを造り出す工程を強力にサポートしているのです。

ビタミンDが不足すると、これらのホルモンがうまく造られず、やる気が出ないなど、うつや不安といったメンタルが不安定な状態になります。

有害物質をブロックしてアレルギー症状を改善

ビタミンDは、腸の粘膜を丈夫にして、さまざまなアレルギーの原因となる物質や病原体、毒素などの有害物質の侵入をブロックしています。

腸管粘膜が傷つくと、アレルギーを起こすという話は第二章五十九ページで説明しましたね。

ですから、血液中に含まれるビタミンDの量を増やすことで、花粉症やアトピー性皮膚炎といったアレルギーの症状を改善させることができるのです。

また、新型コロナウイルス感染症だけではなく、風邪や結核の予防やインフルエンザの予防にも効果が認められています。

そしてビタミンDは、天然由来のビタミンD製剤をサプリメントで摂取することが大切です。

ビタミンD まとめ

- 月経痛・不妊・子宮筋腫などあらゆる問題を改善するスーパービタミン
- うつはビタミンD不足の可能性あり
- 有害物質から腸管粘膜を守って、アレルギー体質を改善させる

コレステロール　女性の美をつかさどる最強の栄養素

コレステロールは「**脂質**」**だから**「**太る**」、というイメージからか、一般的に悪者扱いされて、健康診断や人間ドックの結果からも、やり玉にあがることが多いです。

そして、コレステロールは下げれば下げるほど良いと思っている方も多くいらっしゃると思いますが、これほど女性の美と健康を支えている栄養素はないのです。

コレステロールは女性ホルモンを造るのに一番大切な栄養素です。

第一章四十三ページの女性ホルモンが造られる図を振り返ってみましょう。コレステロールは**女性ホルモンの原料**になっているのがわかりますね。

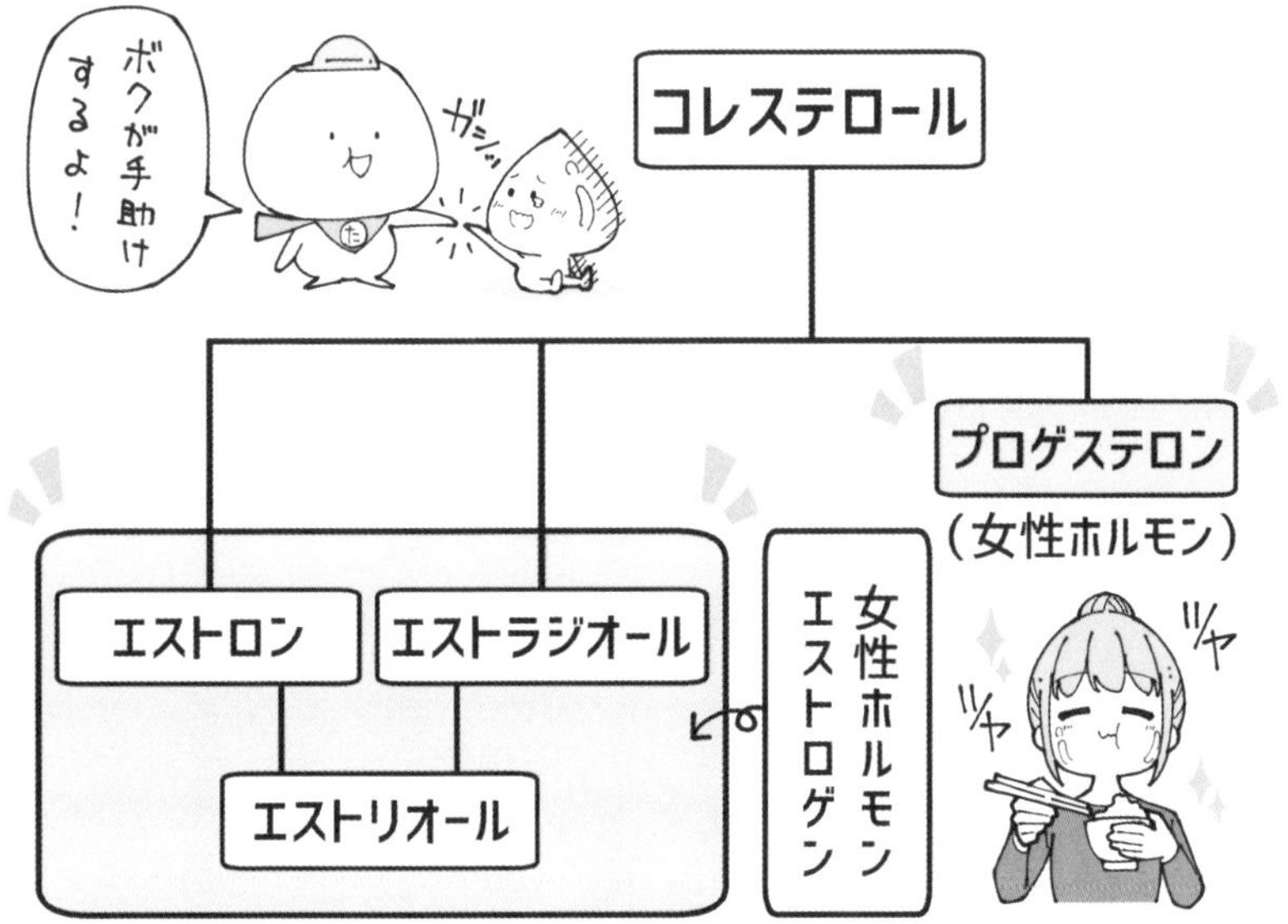

ここで女性ホルモンの役割を改めてまとめてみます。

女性ホルモンにはプロゲステロンとエストロゲンという二つのホルモンがあり、それぞれ必要な時に必要な量分泌されて、バランスを取り合っていましたね。

これらのホルモンには、

・子宮内膜の環境を整える

・月経時の子宮の収縮を調整する

・**正常な妊娠を維持する**
・**女性の骨を造る**

このようなはたらきがあり、女性には欠かせないホルモンでした。

コレステロールが少ないと、当然女性ホルモンも少なくなり、またバランスも乱れてしまいます。

からだを守る免疫力の重要な素材

新型コロナウイルスの登場で「免疫力」という言葉が日本中で大流行しました。

「**免疫**」とはからだに侵入したウイルスや病原体と戦って、からだを守る自己防衛システムのことです。

コレステロールは先ほど登場したビタミンDとともに、この免疫

という システム を担当する「**免疫細胞**」の膜（壁）の材料になっています。

ですからコレステロールが十分にあると、丈夫な壁を持った強い免疫細胞が造れるので、コロナウイルス感染症などのウイルス感染や細菌感染からからだを守ってくれるわけです。

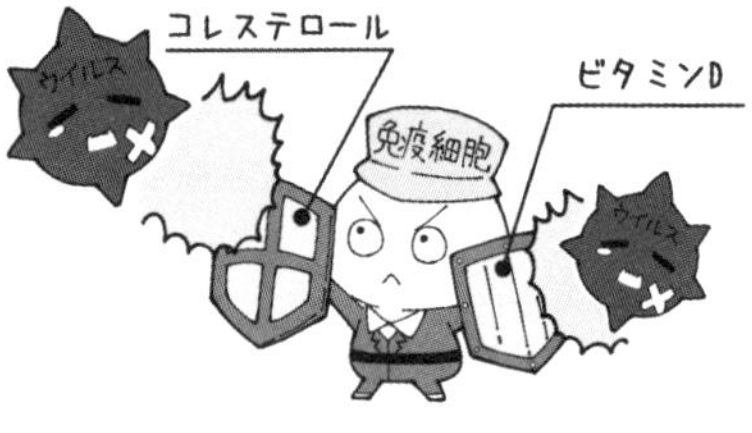
コレステロール
ビタミンD
免疫細胞
ウイルス
ウイルス

コレステロールまとめ

・潤いのある健やかなお肌を造る
・女性ホルモンの大事な材料。少ないと、ひどい月経痛・体調不良・不妊の原因に
・免疫細胞を強化して感染予防

鉄　女性の体調を左右する最重要ミネラル

ミネラルとは、人間のからだを維持、調整する元素のことで、からだにとって必要な栄養素です。**鉄**はミネラルの一つです。

人間は酸素がないと生きていけません。

その酸素を全身に届けるのは血液細胞の仲間である**赤血球**です。もう少し詳しく説明すると、赤血球の中にあるヘモグロビンというタンパク質が、酸素と結合して、からだの隅々に酸素を届けています。

そのヘモグロビンの材料でもっとも大切なものが鉄です。

鉄が少ないと、ヘモグロビンが十分に造れず、赤血球が減るか、その質が落ちて必要な量の酸素と結合する能力が下がり、いわゆる貧血という状態になります。

お肌のトラブル・女性の脱毛は鉄不足が原因だった

鉄は、赤血球を造る以外にもさまざまな役割があります。

しかし、なんといっても優先順位としては、まず、生命を維持するための酸素を運ぶ赤血球に使われます。

そして、残った分が臓器や筋肉、骨、皮膚の材料に使われていきます。

皮膚は見た目の美しさを保つ上で大切な部分ですが、命に関わらないのであと回しになってしまうわけですね。

中でも鉄はお肌のハリや潤いを保つコラーゲンを造るのに重要な栄養素です。（百二十七ページ参照）

また、鉄を含むカタラーゼという酵素が、皮膚を紫外線や化学物質などから守るので、鉄不足は、お肌のシミ・そばかすの原因にもなります。

最近の研究では、**若い女性の抜け毛も、鉄不足が原因**ではないかと考えられています。

妊活成功の秘訣は鉄にあり

妊娠を望んでいる方にとって、赤ちゃんを育てる大切なベッドである子宮粘膜の状態を整えることはとても大切です。

鉄は**子宮の状態を整える**のにも使われます。ベッドの状態が良くないと、赤ちゃんを育てることができないので、不妊の原因になりやすく、また、妊娠しても流産しやすくなります。

そして、妊娠中にお母さんの鉄分が少ないと、脳やからだの成長に必須な鉄分がもらえないと思った赤ちゃんが、早めにお母さんのお腹から出てきて、**早産になる**というリスクにもなるのです。

マタニティーブルーや産後うつになる理由

タンパク質（七十七ページ挿絵）でもお話ししましした、幸せホルモンのセロトニンやドーパミン、ＧＡＢＡといった脳内のホルモンを造る時に、鉄もサポート役として活躍します。

- **妊娠中、お腹の赤ちゃんに、一生懸命鉄をあげていること**
- **出産後も授乳をとおして赤ちゃんに鉄をあげ続けていること**

そのため、妊娠前後の女性は、かなりの鉄欠乏状態に陥りやすくなります。

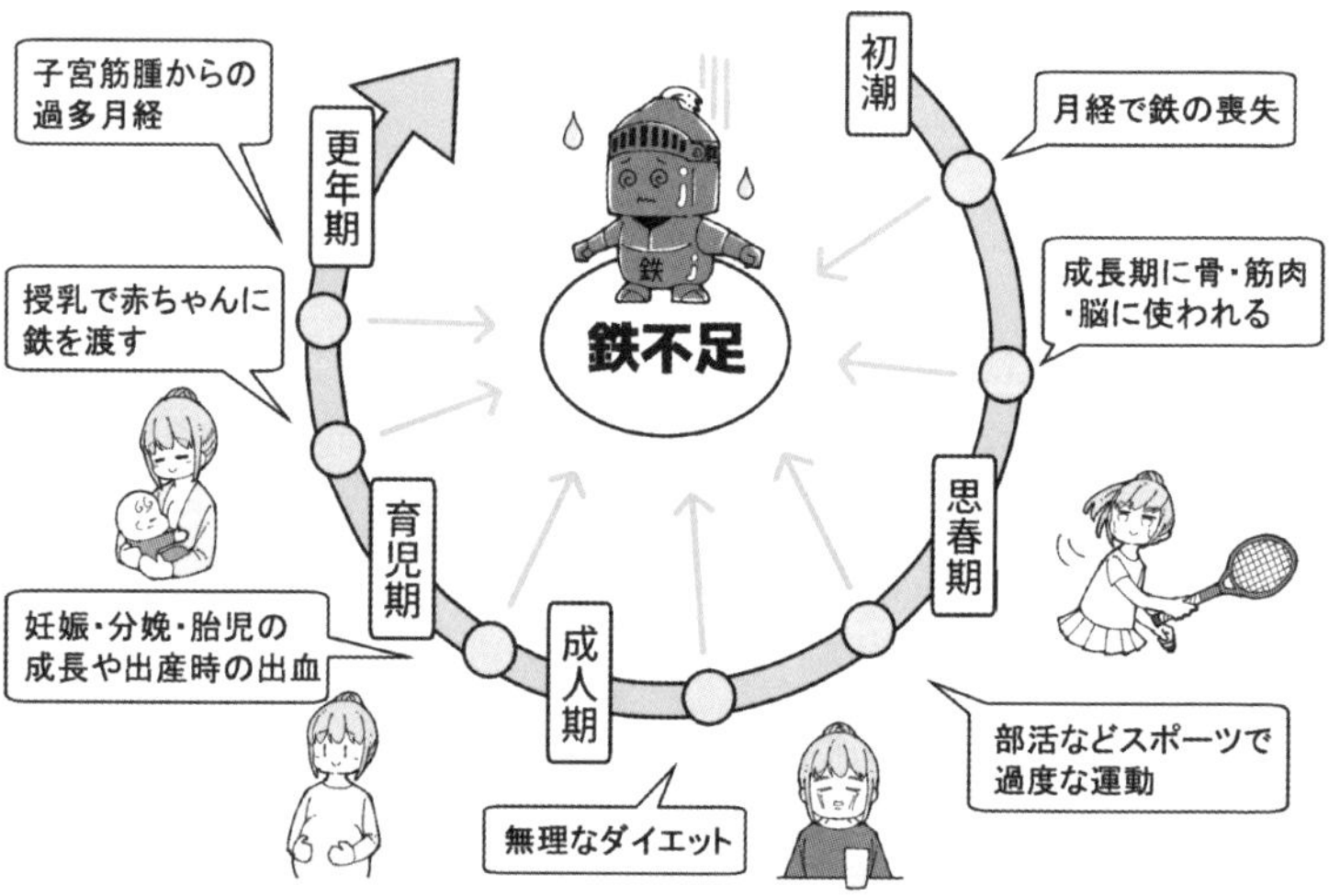

鉄のライフサイクル

鉄不足が原因で、脳内のホルモンが十分に造られず不足してくると、もうどうなるかわかりますね？　イライラしたり不安が強くなったり不眠の原因にもなるので、マタニティーブルーや産後うつといった状態は、**ほぼ鉄欠乏が原因**と考えてよいでしょう。

現代女性のライフサイクルが鉄不足を招く!?

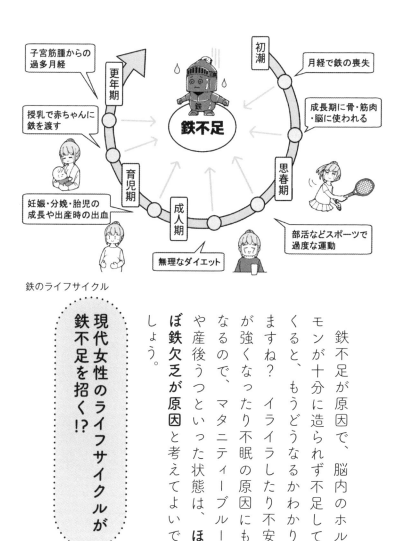

閉経前の女性は、月経で毎月鉄を失い、また、前述のとおり、出産前後にも大量の鉄が失われます。

さらにスタイルを気にして、もし過度のダイエットを行えばどうなるでしょう。もう想像がつきますね。

つまり、生まれてから成長するために鉄が使われ、初潮を迎えて鉄を失い始めて、妊娠・出産・授乳、そしてまた月経によって鉄を失い続ける。女性の一生は鉄の喪失との戦いなのです。

また鉄欠乏が月経痛・月経困難症と関係していることも、多くの医学論文からわかっています。

あなたもかくれ貧血かも？　鉄のストックはどれくらい？

健康診断や人間ドックでの一般的な血液検査で、貧血がないと診断されていても、なんとなくからだの調子が悪い方。それは、かくれ貧血かもしれません。

かくれ貧血を見つけるための方法は、「**血清フェリチン値**」を測ることです。

フェリチンとは、日本語でいうと「**貯蔵鉄**」ということで、からだの中に、どれくらいの鉄分がストックされているかということを表します。

この貯蔵鉄が少ないと、前述したさまざまな症状が出てきますので、体調不良の方は、かくれ貧血を見つけるために、血清フェリチン値を調べてみることを強くお勧めします。栄養療法を行っている病院でなくとも検査できますので、かかりつけ医にご相談してみてくださいね。

鉄まとめ

- お肌のトラブル・脱毛の原因は鉄不足の可能性大
- 妊活・妊娠中は、赤ちゃんの成長を支えるために鉄が必須
- 不足すると、マタニティーブルーや産後うつの原因になる
- かくれ貧血を知るためにフェリチン値を測る血液検査を

亜鉛　一つで何役？　女性を支えるスーパーミネラル

亜鉛も、からだの中で多くのはたらきをしています。

亜鉛のはたらき

1. タンパク質の合成と細胞分裂
2. 抗酸化作用
3. 生殖機能のサポート
4. 女性ホルモンバランスの維持
5. 免疫システムのサポート

ざっとこんなところです。
こんなに多彩なはたらきのあるミネラルは他にはありません。

これを一つひとつみていきましょう。

女性必見！　お肌に欠かせない再生力

亜鉛は私たちのからだを造る細胞が分裂したり増殖したりする工程に深く関わっています。

例えば、紫外線などの外からの刺激や、やけど、怪我などから、最前線で私たちのからだを守ってくれる皮膚は、すぐに痛んでしまうため、どんどん古くなった皮膚を剥がして新しい皮膚に置き換える必要があります。

古い皮膚（細胞）の情報がコピーされ新しい皮膚を造るわけですが、その時に亜鉛が使われています。

ですから亜鉛が不足すると、新しく皮膚を造ることができなくなって、**お肌のトラブル**が多くなります。

また、亜鉛は、お肌やからだを錆びさせる活性酸素という物質を除去するはたらきがありますので、亜鉛が不足すると、シミやそばかすなどのお肌のトラブルも多くなるのです。

赤ちゃんの成長には大量の亜鉛が使われる

妊娠中、赤ちゃんの成長に大量の亜鉛が必要となります。亜鉛が不足すると、低体重や低身長、赤ちゃんの肌荒れの原因にもなります。

赤ちゃんの成長に必要な亜鉛が足りないと、赤ちゃんが十分に育つ環境にないので、それが不妊の原因にもなります。

　また、男性の精子を造るためにも、亜鉛は必要な栄養素なので、**不妊の原因は男性側にもある**可能性があります。

　出産後も当然赤ちゃんの成長に亜鉛が使われるため、特に亜鉛が大量に含まれている初乳はもちろん、出産後しばらくは母乳で育てることをお勧めしています。

月経周期を整え、更年期を乗り越える頼れる味方

　亜鉛は女性ホルモンであるエストロゲン、プロゲステロンの生成や、バランスを維持するのに役立ちます。これによって、月経周期が整ったり、更年期障害の緩和にもつながったりします。月経痛や月経前症候群（ＰＭＳ）、更年期症状のある方は亜鉛不足が関係して

いるかもしれませんので、医療機関で亜鉛の血中濃度を調べてもらうとよいでしょう。

からだを守る免疫システムを強化！

亜鉛は、からだをウイルスや細菌から守る免疫システムを強化し、感染症や病気に対する**抵抗力を高める**役割を果たします。

白血球という細菌やウイルスを攻撃する血液細胞の成分にも亜鉛は使われ、白血球を増やしたり、炎症を抑えたりして、細胞を保護しています。

亜鉛まとめ

- お肌を生まれ変わらせ、肌荒れを防ぐ
- 妊娠中は赤ちゃんの成長に大量の亜鉛が使われる。十分な摂取を
- 女性ホルモンのバランスを整えて、月経痛・更年期症状を改善

※食事では補いきれない栄養素をサプリメントで補うことをお勧めしていますが、購入における自己判断は避けてください。くわしくは次ページへ

その海外製サプリメント本当に安全ですか？

インターネットの普及により、誰もが簡単に海外製サプリメントを輸入できるようになりました。しかし、次のような危険性があり、厚生労働省も注意を呼びかけています。

- ⚠ 日本の法律（食品衛生法）で販売が禁止されている成分が入っていることがあります。
- ⚠ 海外ではサプリメントであっても、医薬品成分が含まれていることがあります。
- ⚠ 正規の流通品とは異なる偽造品や劣化品の場合があります。

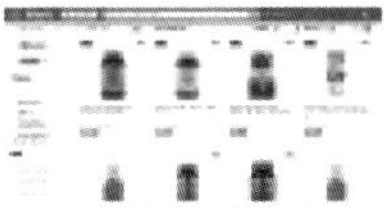

海外製サプリメントの個人輸入サイト（例）

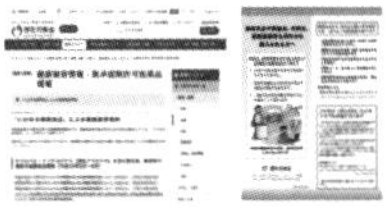

厚生労働省による注意喚起（HP、パンフレット）

インターネットの情報だけで自己判断で使用するのは危険です！

case 1 アミノ酸キレート鉄*のサプリメント

貧血改善目的で使用されていますが、様々な不調が報告されています。

*鉄とアミノ酸を結合した鉄のことで、天然には存在しない鉄です。日本では食品として認められていません。

鉄の吸収経路

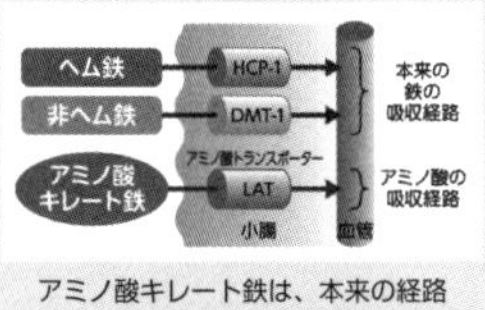

アミノ酸キレート鉄は、本来の経路ではなくアミノ酸の吸収経路から取り込まれていると考えられます。

フェリチンの値

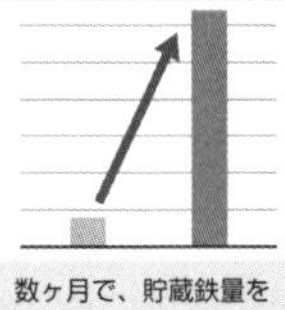

数ヶ月で、貯蔵鉄量を反映するフェリチン値が大幅に上昇します。

鉄過剰による炎症反応⁉

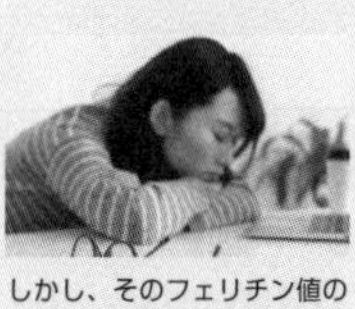

しかし、そのフェリチン値の急激な上昇は鉄過剰による炎症反応の可能性があります。

case 2 ホスピタルダイエットと称する錠剤・カプセル剤

向精神薬や肥満抑制薬等が含まれており、死亡例を含む重大な健康被害が発生しています。

case 3 中国製のダイエット食品や強壮用食品

甲状腺ホルモン等が含まれており、死亡例を含む重大な健康被害が発生しています。

栄養療法のサプリメントについて、梶の木内科医院では、推奨する、しっかりしたサポート体制のあるメーカーから購入されることをお勧めします。

海外製サプリメントを飲んで、万が一、健康被害等が起こった際に、当院では一切のサポートができないことをご了承ください。

資料提供：株式会社MSS

第四章

からだは栄養で修復する！
症状別お悩み解決法 実践①

症状別の不調に栄養でアプローチ　セルフ栄養療法

ここまでたくさんの情報をインプットしてくださったみなさん、お疲れさまでした。自分の状態に合わせた食事法をマスターするまであと一歩です。

この章では第三章で得た栄養の基礎知識を使って、実際に、病院に行っても解決しない、何をやっても良くならないからだの状態を改善させる、実践方法を導き出していきます。

まずはその「状態」の原因をリストアップしてみましょう。そして、どんな栄養素が不足しているのか？　何を摂取したらよいのか？ 食事方法は？ を一緒に考えていきます。何度でも第三章に戻っていただいて構いません。ワークのように楽しみながら考えてくださいね。

月経痛 〜女性ホルモンのバランスを整える栄養素は？〜

腹痛、頭痛、腰痛、イライラなど、人によって症状はさまざまですが、毎月辛い思いをされている方が多くいらっしゃいます。それでは、今までの学びから、月経痛の原因をリストアップしてみましょう。

月経痛の原因はいくつかありました。
まず一番大きな原因は、女性ホルモンのエストロゲン、プロゲステロンのバランスの乱れでした。バランスが乱れると子宮内膜が炎症を起こし、さらに子宮が過度に収縮するため、これもまた痛みの原因になります。

ということは……

女性ホルモンのバランスを整えるために必要な栄養素を考えましょう。

必要な栄養素は、次のように考えます。

①コレステロール

女性ホルモンの原料です。しっかり摂取することで、適正な量の女性ホルモンを造ることができるので、月経痛の改善が期待できます。

②ビタミンD

月経前症候群（PMS）とビタミンDの関係については、いくつもの研究がなされています。これらの研究結果では、ビタミンDが

PMSの症状を緩和する効果が示されています。

さらに、月経時、出血に耐えうる血液のストック＝蓄えが足りないので辛いわけです。

ですから血液の材料である、

③鉄

になります。

実際、私のクリニックで行う栄養療法でも、このように症状に合わせて、必要な栄養素を選んでいきます。

では、必要な栄養素がわかったところで、改善できる食事法を考えましょう。

一気に解消できる食事は、

とにかく**肉、魚介類をたっぷり食べる**ことです。

肉や魚といった動物性の食品には、多くのタンパク質と鉄、そして脂肪分が含まれています。

特に**さんま**や**いわし**、**しゃけ**などの魚に含まれているDHA／EPAは、子宮内膜の炎症を抑えるはたらきがあるため、子宮の収縮を抑制するので月経痛の緩和にお勧めです。足りないビタミンDはサプリメントで補いましょう。

月経痛に

おススメレシピは第五章・百七十ページをチェック！
こちらのQRコードからレシピ集もご覧いただけます。

肌荒れ・抜け毛
～「あるもの」の摂りすぎが原因？～

肌荒れや抜け毛の原因は、
・肌や髪を構成する成分不足
・摂取している脂質の質
・糖質の過剰摂取
が考えられます。

脂質には魚の脂のような良い脂とサラダ油のような悪い脂がありましたね。肌荒れ・抜け毛の原因になるのは**悪い脂**です。摂取しすぎると、炎症を引き起こすことになり、これが皮膚炎やかぶれなどの肌荒れの原因となります。

また**糖質の過剰摂取**も問題です。
糖質の摂りすぎは、膵臓から出される**インスリン**というホルモンの分泌が促進され、それにより**男性ホルモンが増加する**可能性があります。この男性ホルモンが過剰に分泌されると、抜け毛や脱毛症の原因になることがあります。

必要な栄養素は……

①タンパク質
肌や髪の主な成分。タンパク質が不足すると、肌や髪の毛の細胞が正常に再生されなくなり、肌荒れや抜け毛の原因となります。
また、タンパク質の一種であるコラーゲンは、髪の弾力性やしなやかさを保つのに重要な役割を担っています。髪が細くなったり、枝毛が発生したりする原因の一つは、**コラーゲン不足**による影響が考えられます。

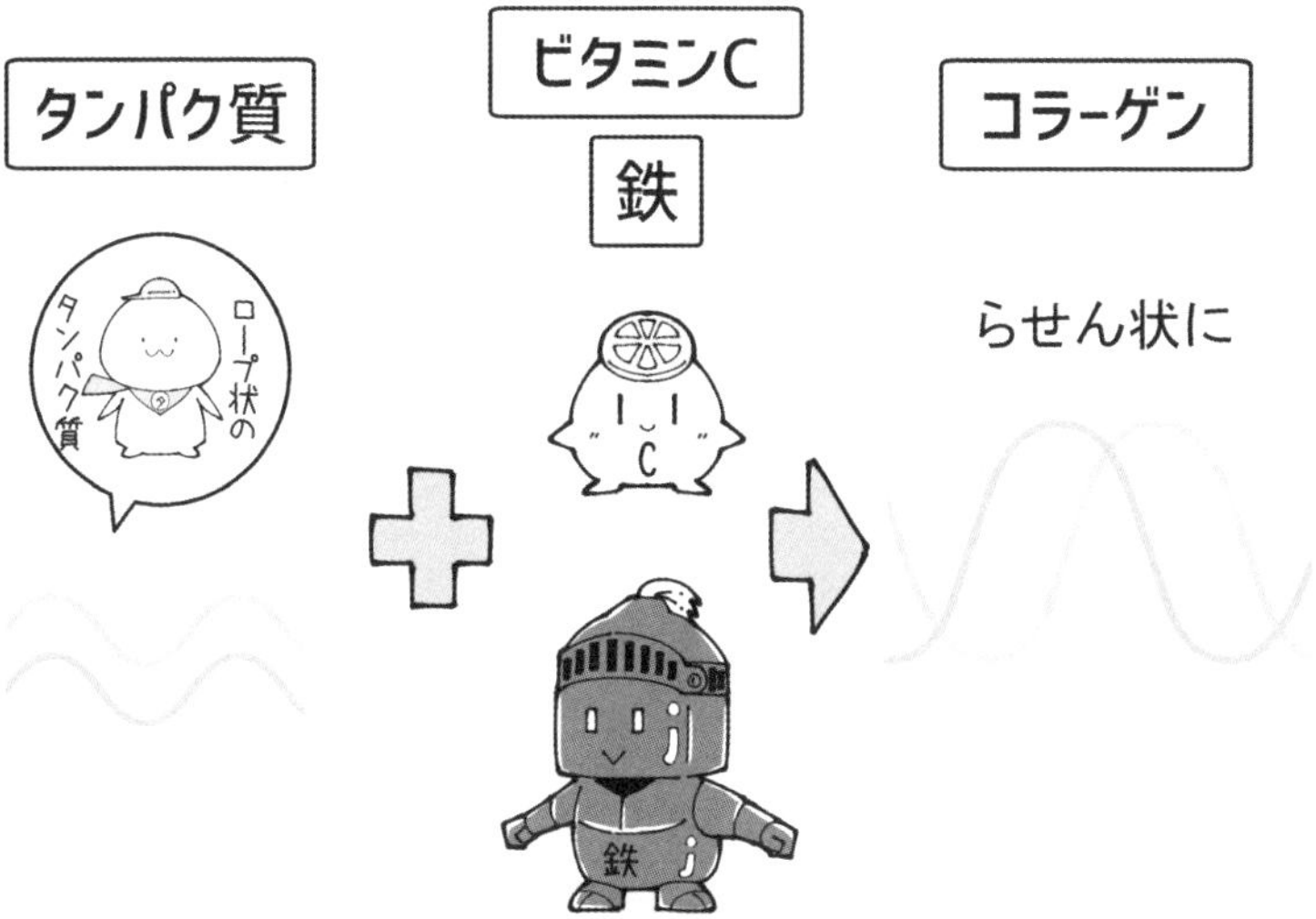

ロープのような形をしているのがタンパク質。
鉄やビタミンCの力を借りると、らせん状のコラーゲンになるよ！

皮膚のコラーゲンが減少すると、皮膚が乾燥し、かゆみや炎症が起こることもあります。

②各種ビタミン・ミネラル

例えば、ビタミンCは皮膚や髪のコラーゲンを造るのに必要な栄養素です。ビタミンB群も肌を健やかに保つために重要なはたらきをしています。

また、亜鉛や鉄、銅などのミネラルは、髪の質を保ち、成長を助ける重要な役割を果たします。

では、肌荒れ、抜け毛の解消法をご説明しましょう。

なんといっても、質の良いタンパク質と良い脂を多く摂るために**肉や魚介類、ナッツ、種実類、アボカド、オリーブオイル**を積極的に摂るようにします。

ビタミンCはブロッコリーに多く含まれていますし、ビタミンB群は、葉物野菜や肉類、魚介類、卵や豆類に多く含まれています。

亜鉛を摂取したい場合は、肉類、貝類、レバー、豆腐、大豆などが、鉄を摂取したい場合は、赤身の肉、貝類、豆類、ほうれん草などがお勧めです。

そして、ゆるやかな糖質制限をするために、**夕食のみ炭水化物・糖質の摂取を控える**とよいでしょう。

肌荒れ 抜け毛に

おススメレシピは第五章・百七十一ページをチェック！
こちらのQRコードからレシピ集もご覧いただけます

むくみ

～〇〇不足が原因!? 毎朝食べるといいのは?～

むくみの原因を言及するのはなかなか難しいです。まずはかかりつけの医療機関で心臓病や腎臓病、甲状腺などの病気がないか診てもらいましょう。これらの病気の症状として、むくむ場合があります。

それらが問題ないとしたら……。

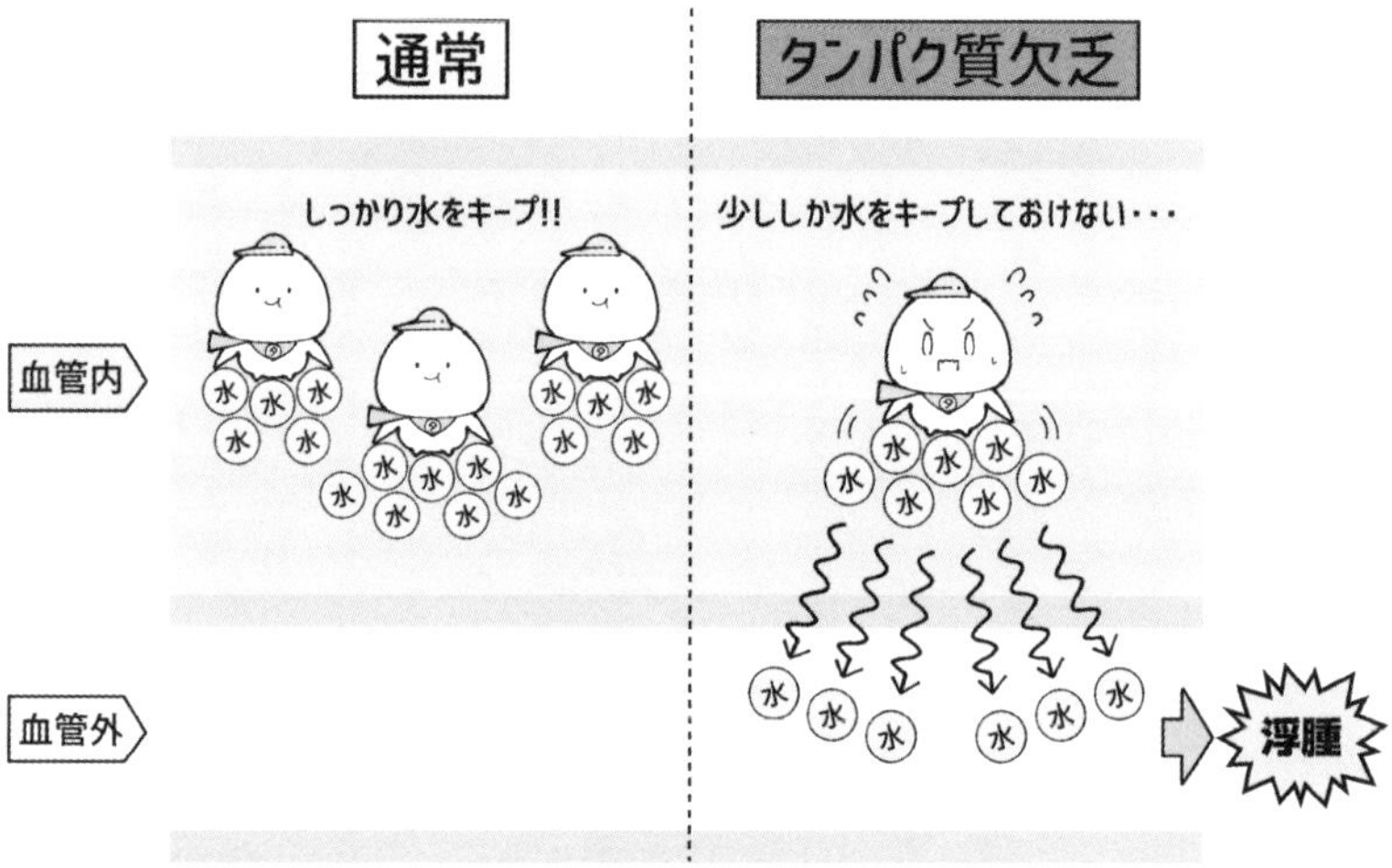

タンパク質が多いと水分をしっかりキープできるけど、
少ないとキープできない！

一番の原因は**タンパク質不足**でしょう。血液中にタンパク質が足りないと、血管の内側の水分が血管の外に出てしまい、むくみの原因になります。

解決するにはここでもタンパク質です。タンパク質を三食食べるようにしましょう。特に動物性のタンパク質、肉か魚は毎食摂るように心がけてくださいね。

むくみに

おススメレシピは第五章・百七十二ページをチェック！
こちらのQRコードからレシピ集もご覧いただけます

ダイエット ～そもそもなぜ私たちは太るのか～

ダイエットをしたいと思っている方は多いですよね？

その理由は、主に美容目的、あとは適正な体重を維持して生活習慣病や肥満からくるさまざまな病気の予防などだと思います。

そもそも私たちはなぜ太るのでしょうか。

その原因がわかって、解決策があれば無理なくダイエットできるに違いないですよね。

肥満の原因は主に**二つ**です。

①欠食と暴飲暴食

欠食したり逆に暴飲暴食したりすると、肥満を引き起こす原因になります。食事を抜けばお腹がすいて、次に食事をする時には結局糖質の多い食事をお腹いっぱい食べてしまう傾向にあります。

②糖質の過剰摂取

糖質は消化酵素によって分解されて吸収されます。吸収された分はエネルギーとして使われますが、摂取した糖質の量がエネルギー消費量を上回る場合、余剰分は脂肪として蓄積され、**肥満につながる**のです。

また、糖質の過剰摂取によって血糖値が上昇すると、膵臓からインスリンが大量に分泌されます。

インスリンは脂肪細胞の成長を促進し、**脂肪細胞の数を増やす作用**もあるので、肥満につながるのです。

ダイエットに

おススメレシピは第五章・百四十九～百五十一ページをチェック！
こちらのＱＲコードからレシピ集もご覧いただけます

イライラ 不眠・うつ
～アレの過剰摂取が、ストレスのもとだった！～

女性のメンタル不調の原因はいくつかあるものの、なんといっても、**幸せホルモンが足りなくなる**ことです。

幸せホルモンは脳内で、目や口から得たさまざまな情報を伝達していく役割を果たしていましたね。不足してしまうと、情報伝達がうまくいかず、感情コントロールが難しくなってしまいます。

幸せホルモンを造るために大切な栄養素は、

①ビタミンB群
②鉄
③ビタミンD
④脂質

でした。もう一つ大事な栄養素を付け加えると、

です。DHA／EPAなどの脂は脳の**認知機能に必要な栄養素**であり、不足すると気分が不安定になったり、うつ症状が現れたりする可能性があります。

また**糖質の過剰摂取はメンタルに悪影響**を及ぼします。

糖質を摂りすぎて血糖値が上がると、からだはその反動で血糖値を急いで下げようとします。そうすると今度は低血糖状態になります。からだにとって低血糖状態は好ましくないので、次は急いで血糖値を上げようとするわけですが、その際に、血糖値を下げるイン

スリンの効果を打ち消すために、ストレスホルモンであるアドレナリンを放出します。

このアドレナリンが不安感やイライラ感の原因となります。

ですから、幸せホルモンを多く造ることができるように、ビタミンB群とビタミンD、そして鉄分が多く含まれる食品を積極的に摂りつつ、糖質の摂りすぎに注意してくださいね。

イライラ　不眠　うつに

おススメレシピは第五章・百七十三ページをチェック！
こちらのQRコードからレシピ集もご覧いただけます

冷え症・肩こり・頭痛
めまい・動悸・息切れ
～原因はたった一つの〇〇不足～

これらの原因で一番多いのは鉄不足です。

鉄は、細胞内にあるミトコンドリアのはたらきを強くします。ミトコンドリアは私たちのからだを動かすエンジンのような役割を務めています。（七十四ページ参照）ミトコンドリアでのエネルギー産生量が少ないと、からだが冷えて**冷え症**になります。

また、鉄が少ないということは、品質の良い赤血球が造れない、ということになります。品質の悪い赤血球は酸素を運ぶ能力が低いため、脳が、いわゆる**酸欠状態**になり、頭痛が起きるのです。足りない酸素を全身に一生懸命送ろうとして、**動悸・息切れの原因**にもなります。すべて、鉄不足による酸欠の症状です。

鉄不足を解消するにはいくつかポイントがあります。

①鉄が豊富に含まれる食品を摂取する

具体的には、レバーや赤身の肉、貝類、豆類、ひじき、昆布などがお勧めです。

②ビタミンCを多く摂取する

ビタミンCをたくさん摂取すると、**鉄の吸収率**が高まります。

例えば、柑橘類やトマト、パプリカ、ブロッコリー、いちごなどがあげられます。鉄を豊富に含む食品と合わせて摂取することで、鉄の吸収を効果的に促すことができます。

③鉄の吸収を妨げる成分を控える

カルシウムやタンニンなどの成分は、鉄の吸収を妨げる作用があります。

これらの成分を含む、例えばコーヒー、紅茶、お茶などと、鉄を一緒に摂取すると、**鉄の吸収率が低下**してしまいます。

したがって、鉄を豊富に含む食品と一緒に、カルシウムやタンニンを含む食品を摂取するのはなるべく控えるように心がけることが大切です。

ちなみに栄養療法を実践する当院では、ヘム鉄のサプリメントを摂取することで、鉄不足を補うことがあります。

鉄の摂取にサプリメントはお勧めなのですが、ヘム鉄のサプリメントは品質がさまざまなので、栄養療法を行っている医師の指導の下で摂取するようにしましょう。

冷え症
肩こり
頭痛
めまい
動悸
息切れに

おススメレシピは第五章・百七十四ページをチェック！
こちらのQRコードからレシピ集もご覧いただけます

便秘・下痢

～腸内環境を整える三つの大切なルールとは～

便秘や下痢の原因は、**腸内環境の乱れ**から起こると考えています。腸内の環境が悪く炎症が起こっていると、水分を吸収する機能が弱まって、下痢になったり、逆に水分のない硬い便になってしまったりするのです。

腸内環境を整えているのは**善玉菌**でしたね。善玉菌をしっかり増やしてあげることをすればいいわけです。

ですから、便秘や下痢の解消方法は、

①食物繊維を摂取する

野菜や果物、穀物などに豊富に含まれる食物繊維が、腸内細菌である善玉菌のエサになって、便の量が増え、排便がスムーズになります。

特に、水溶性食物繊維は腸内で水分を吸収し、便を柔らかくする効果があります。オートミールやりんご、にんじんなどが良いでしょう。

②乳製品と小麦製品をやめる

腸管粘膜を痛める乳製品や小麦製品はやめましょう。

③水分をしっかり摂る

水分不足になると便が硬くなり、排便が困難になることがあります。

また、下痢の時は水分や栄養素が失われるため、こまめに水分を補給するようにしましょう。**一日に一・五〜二L程度**の水分を摂るよう心がけます。

便秘 下痢 に

おススメレシピは第五章・百七十五ページをチェック！
こちらのQRコードからレシピ集もご覧いただけます

不妊症

～女性のからだに良いトータルケアを～

不妊症の原因はいくつもの要素が複雑にからみあっていると考えています。一つだけが原因ではないので、どうしたらよいのか難しいですよね。

一ついえることとして、赤ちゃんを受け入れるからだ造りができていない、体制が整っていない、とイメージしていただくといいかもしれません。

ですから、とにかく女性にとって良いことをたくさんして、良くないことを避けるだけです。

不妊症に対する食事療法のポイントをまとめました。

①栄養バランスの取れた食事を心がける

特にビタミンB群、ビタミンD、鉄、亜鉛、タンパク質、良い脂などをバランス良く摂取することが重要です。

これらの栄養素は、お母さんが赤ちゃんをしっかり育てられるからだ造りを手助けし、赤ちゃんの成長をサポートする役割がありましたね。

②食物繊維を摂取する

食物繊維は、善玉菌の増殖を促し、腸内環境を整えます。そうすることで、赤ちゃんの成育に適さない毒素や化学物質を体内に入れないようにブロックします。

(3)妊活サポートサプリメントを摂取する

特に通常の食事で不足しがちな**鉄、亜鉛、ビタミンD**は、サプリメントでしっかりと補い、赤ちゃんを迎え入れるお母さんの状態を整えます。前述したように、サプリメントの品質は重要なので、一人で判断せず、栄養療法を実践している専門医にご相談してくださいね。

(4)お母さんと赤ちゃんのからだに良くないものは入れない

過剰な糖質の摂取は、食後の高血糖を引き起こします。その際、炎症を起こしやすくする物質が放出されるので、お母さんと赤ちゃんが炎症を起こしやすくなります。

また、農薬を使用した野菜や、多くの添加物が使用されている加工食品も同様に、炎症を引き起こす原因になるため、できるだけ**オー**

ガニックなものや自然の食材を使用するように心がけましょう。

不妊症に

おススメレシピは第五章・百七十六ページをチェック！
こちらのQRコードからレシピ集もご覧いただけます

第五章

明日からできる、「脱」栄養失調 七つのポイント&レシピ

実践❷

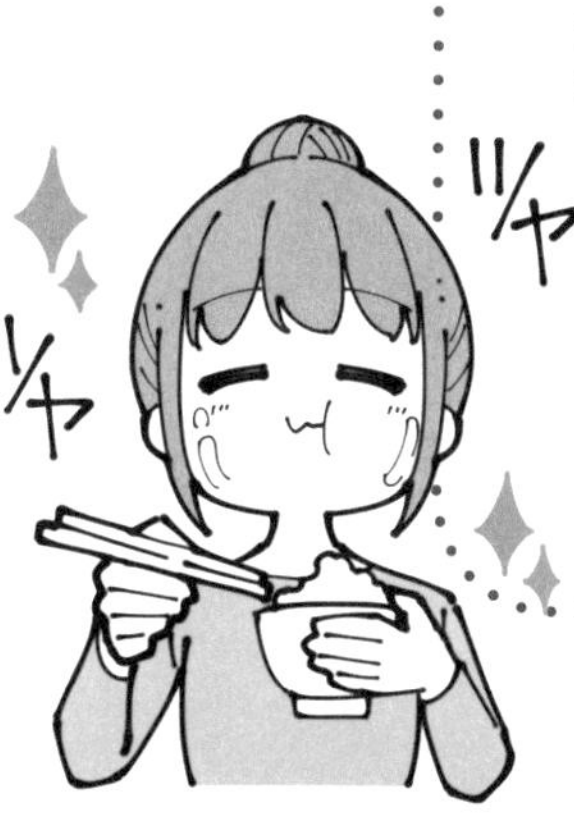

POINT 1

朝食から始まる一日のエネルギーチャージ

朝食には、一日のエネルギーを生み出す「燃料チャージ」という大きな役割があります。特に三大栄養素がバランス良く摂取できると、効率良くエネルギーを造り出すことができます。

朝食で仕事効率がアップ

脳に必要なエネルギー供給ができると、集中力が高まり、仕事の効率もアップします。一方で、朝食を抜くことによって、一日の生活での活動や、運動のパフォーマンスが低下したり、心血管疾患のリスクを高めたりするデータも出ています。

一品足しで朝食レベルアップ

「朝食は毎日食べてます！」という方は、朝食の質のアップを目指しましょう。

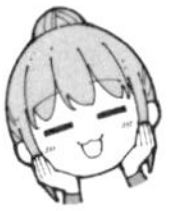

よくある炭水化物中心の朝食に
一品プラスするだけでも違います！

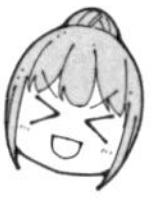

食パン＆コーヒー
↓
＋タンパク質
スライスチーズ
を追加！

ご飯＆納豆
↓
＋タンパク質・DHA
じゃこ
を追加！

たらこおにぎり＆カフェオレ
↓
＋タンパク質
サラダチキンスティック
を追加！

明日からできる！ 簡単朝食のポイントとレシピ

ちょっと早起きした日や、お休みの日には、こんな朝食はいかがでしょうか。一品でタンパク質、ビタミン、脂質も摂れて、からだも喜びますよ！

卵とチーズがとろ〜り

簡単サンドイッチ

調理時間：10分

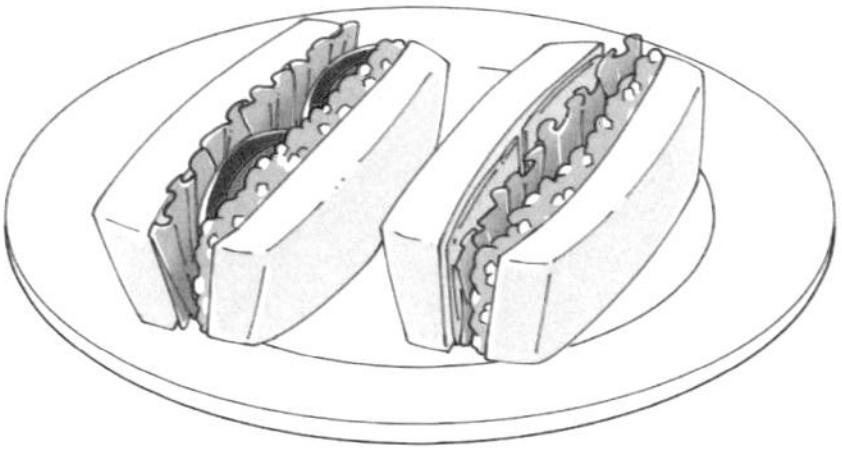

【材料（２人分）】

- 全粒粉食パン：２枚
- 卵：２個
- アボカド：１／２個（野菜なら何でもＯＫ）
- スライスチーズ：１枚
- マヨネーズ、マスタード：お好みで

【作り方】

❶ 食パンは２枚ともマヨネーズを塗る。
❷ 目玉焼きを作る。
❸ 食パンにハム、チーズ、目玉焼きスライスしたアボカドをのせる。
❹ もう１枚のパンを重ねて完成。

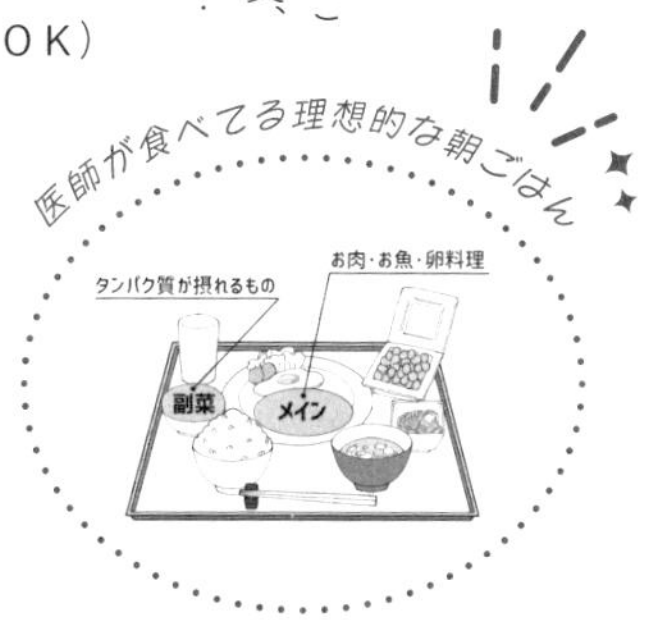

ポイント
- 目玉焼きは半熟にするのがおススメ！！
- 野菜は市販の千切りキャベツやカット野菜だけでもＯＫ

POINT 2 タンパク質を三食食べる
～肉と魚と卵は毎食です！～

朝からがっつりは食べられません……

朝からちゃんと肉や魚といったタンパク質中心の食事を摂ることが、元気なからだ造りの鉄則！　しかし「朝はそんなに食べられない」といった声をよく聞きます。

そんな方は、夕食時、パスタやごはんなどの炭水化物と揚げ物などのおかずをたくさん食べていませんか？　そうすると朝になっても消化が追いつかず、胃がもたれてしまいます。

実際、当院では毎日胃カメラの検査を行っているのですが、検査当日、朝食を抜いているにも関わらず、胃の中に食べ物が結構残っている方がいらっしゃいます。その残留物のほとんどが、前日の夕食に召し上がったお米と麺類です。

ですから、朝しっかりと食べるために夕食の炭水化物の摂取はやめるか、できるだけ控えましょう。

管理栄養士さんのある日の献立

忙しい朝に！ ふわふわしっとり
プロテイン蒸しパン

調理時間：5分

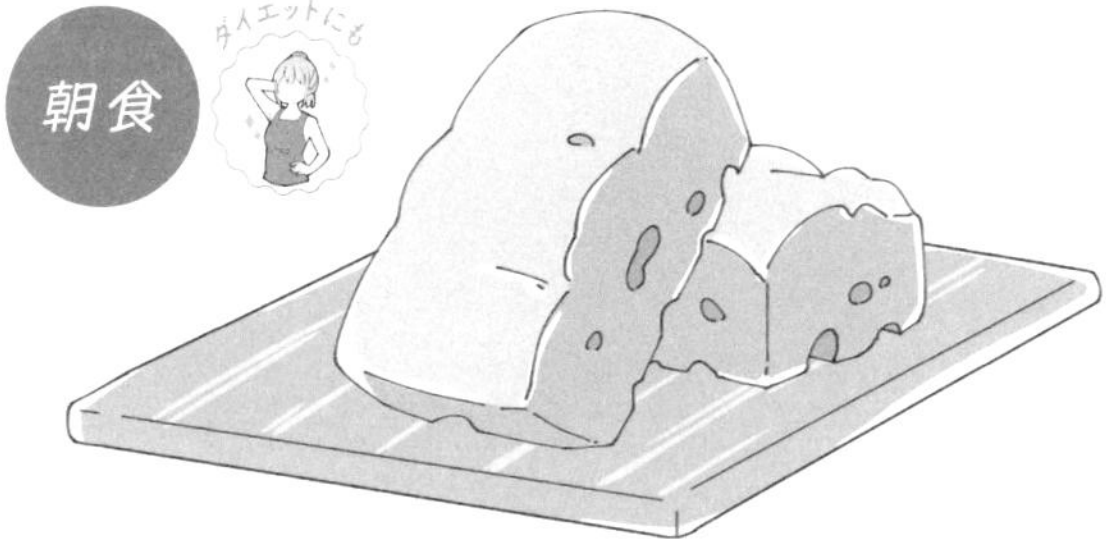

【材料（4切れ:1～2人分）】
● プロテインパウダー：20g
● おからパウダー：20g
● 砂糖（糖質制限ならラカントS）:15g
● 卵：1個　● 水：100㎖　● バター・はちみつ：お好みで

【作り方】
❶ 材料をよく混ぜて耐熱容器に入れる。
❷ 電子レンジで、600W3分ほど温める。
熱が通っていないようであれば10秒ごとに追加で温める。
❸ 切り分けて、お好みでバターやはちみつをかけて食べる。

コンビニ・スーパーで買うなら

低糖質・高タンパクのプロテインバーを2本＆無調整豆乳パック

ボリュームアップで大満足
パリパリチキンのごちそうサラダ

調理時間：20分

昼食

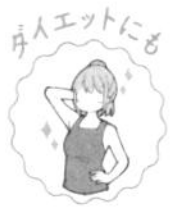

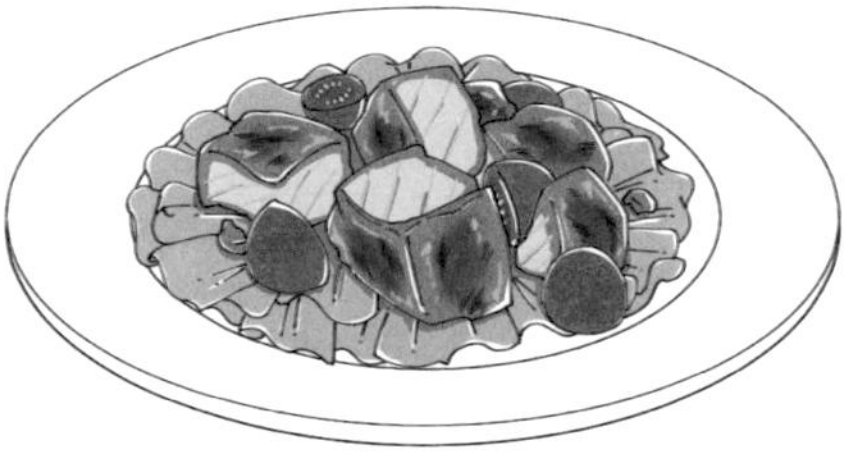

【材料（２人分）】
- 鶏もも肉（カット肉）：２００ｇ
（１枚を食べやすいサイズに切ってもOK）
- 塩・こしょう：適量
- レタス：適量
- ミニトマト：４つ
- ☆粒マスタード：大さじ１
- ☆オリーブ油：大さじ１
- ☆はちみつ：大さじ１
- ☆酢：大さじ１

【作り方】
❶ 鶏もも肉に塩・こしょうで下味をつけ、フライパンで鶏もも肉を皮側からパリパリになるまで焼く。（油は引かなくてＯＫ）
❷ お皿にちぎったレタス、半分に切ったミニトマトを盛る。
❸ 焼いた鶏もも肉をのせる。（肉汁も一緒にかけるのがおススメ）
❹ ☆を混ぜたソースをかける。

コンビニ・スーパーで買うなら

しゃぶしゃぶやほぐしたささみ肉、ゆで卵など
タンパク質が入ったサラダを選ぶ。

包んで焼くだけ
しゃけのホイル焼き

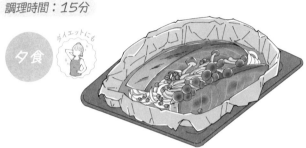

調理時間：15分

【材料（２人分）】
● しゃけ：２切れ
● しめじ：１／２パック
● 玉ねぎ：１／２個 ● バター：２０ｇ ● 塩・こしょう：適量
● 小ねぎ：適量 ● レモン汁：適量

【作り方】
❶ 玉ねぎを薄切り、しめじは石づきを取りほぐす。
❷ しゃけには塩・こしょうで下味をつける。
❸ アルミホイルを広げて、玉ねぎの上にしゃけ、しめじ、バターをのせて包む。
❹ フライパンに水を入れて１０分ほど蒸し焼きにする。
❺ お好みで、小ねぎとレモン汁をかける。

コンビニ・スーパーで買うなら

しゃけやホッケの塩焼きパックがおススメ。

POINT 3

小麦と乳製品はできるだけ控える

二章（五十八ページ（腸活））でもお話ししましたように、小麦製品と乳製品はリーキーガット症候群を引き起こす可能性がありますので、できるだけ避けたい食品です。いわゆる**グルテンフリー・カゼインフリー**ということになります。

グルテンフリーの実際

小麦のグルテンは、とにかくいろいろなものに含まれています。商品を手に取る際、まずはパッケージの裏の**食品成分表**を見る癖をつけましょう。小麦が含有されている食品が多いことがわかります。

グルテンから卒業！
こんな商品を選びましょう

パン	・米粉パン、大豆粉パン 最近は一部のスーパーマーケットでも手に入る！
麺類	・大豆麺、米粉麺、トウモロコシ麺
粉類	・小麦粉代用→大豆粉、米粉、片栗粉など ・パン粉代用→高野豆腐(ブレンダーで砕く)
調味料	・醤油、味噌、カレーのルーや、だし系の調味料は、一部のメーカーで小麦不使用商品あり。 商品の裏の成分表をみて、「小麦」の文字がない商品を選ぶ。
菓子類	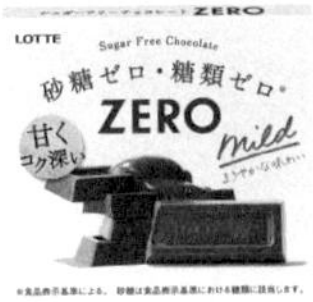 ・クッキー、ビスケット、ケーキ代用→米菓 チョコレートなどもグルテンフリーの商品あり

乳製品から豆乳製品へ

カゼインフリーを目指して、豆乳を使用したバターやヨーグルト、アーモンドミルクを活用しましょう！

POINT 4
夕食は回復の食事
～糖質を抑えて、タンパク質を摂取～

朝食が一日のエネルギーを造る食事なら、夕食は一日の疲れを癒して次の日のための準備をする回復の食事です。一日の活動内容を意識した食事ができるようになると、無理なく元気なからだ造りができますよ！

□ **朝食** 一日のエネルギーチャージ食。燃料となるタンパク質、糖質、脂質が大事

□ **昼食** 全身の筋肉や脳を活発に動かすパワー飯。糖質やタンパク質が必要

□ **夕食** 疲労の回復と明日への準備のための食事。
エネルギーの回復にタンパク質は必須！

夕食でほしいのは、一日の疲労を回復するタンパク質

朝はエネルギーチャージに活躍するタンパク質ですが、睡眠中は、

・昼間の運動で傷ついた筋肉を修復、より強い筋肉を造る。
・心の安定や幸福感の維持に重要な幸せホルモンの合成に使われる、ストレスや不安を緩和。
・一日で疲労した脳細胞を修復＆再生、脳をリフレッシュ。

といったはたらきをしてくれます。

夕食で避けたいのは、糖質

一般的には、夕食後はリラックスして、寝る前の準備の時間になりますよね。ということは、この時間に糖質を摂取すると、使われずに余ってしまうので、**脂肪**として貯蓄される、つまり太ります。

避けたい糖質一覧

＊▲マークの食品は食べすぎないようにしましょう

	食べてもよい食品	要注意食品
肉類	牛肉・鶏肉・豚肉・肉加工品（▲ハム・ベーコン▲ソーセージなど）	肉（味付け）・味付け缶詰
魚介類	魚類・貝類・エビ・カニ・タコ・イカ・水煮缶詰・ツナフレークなど	魚（みりん干し・粕漬け）・佃煮・味付け缶詰・練り製品（竹輪・かまぼこ等）
乳製品	チーズ・生クリーム・バター	牛乳・ヨーグルト（加糖）・▲ヨーグルト（無糖）
卵	鶏卵・うずら卵	
豆類	大豆（ゆで）・えだまめ・無調整豆乳・大豆製品（豆腐・油揚げ・湯葉・納豆・おから）	あずき・いんげん（金時豆・うずら豆）・そらまめ・▲大豆（いり）・▲きな粉
野菜類	葉物野菜・アスパラ・ピーマン・パプリカ・ブロッコリー・カリフラワー・きゅうり・オクラ・もやし・なす・たけのこ・山菜類・しょうが・にんにく・みょうが・大根・かぶ	かぼちゃ・ごぼう・れんこん・にんじん・とうもろこし・ゆり根・トマト・えんどう豆・甘い味付けの漬物（甘酢漬け）・らっきょ・トマトジュース・にんじんジュース・野菜ジュース
種実類	アーモンド・ピスタチオ・くるみ・マカダミアナッツ・かぼちゃの種・ひまわりの種・ごま・松の実	ピーナッツ・栗・ぎんなん
きのこ類	えのき・マッシュルーム・まいたけ・しいたけ・ひらたけ・ほんしめじ・きくらげ・まつたけ・エリンギ・なめこ	佃煮類

	食べてもよい食品	要注意食品
藻類	あらめ・わかめ・ところてん・ひじき・海苔・寒天	昆布・味付海苔・佃煮類
調味料	しょうゆ・マヨネーズ・みそ（白みそのぞく）・塩・香辛料（豆板醤・カレー粉・わさび・からし等）・酢・ラカントS	ウスターソース・オイスターソース・とんかつソース・チリソース・甘みそ・ケチャップ・ルー（カレー・ハヤシ・シチュー）・焼肉のたれ・ドレッシング・ポン酢・みりん・はちみつ・砂糖・酒粕
油脂類	オリーブ油・サラダ油・ごま油・ラード	マーガリン
嗜好飲料	焼酎・ウオッカ・ウィスキー・ジン・ブランデー・辛口ワイン・糖質ゼロの酒類・お茶類・コーヒー（無糖）・紅茶（無糖）	清酒・日本酒・発泡酒・紹興酒・梅酒・白酒・甘口ワイン・ビール
穀類	小麦ふすま	米（ご飯・かゆ・もち）・そば・うどん・小麦（パン類・麺類・小麦粉・ぎょうざの皮）・コーンフレーク・ビーフン
芋類	こんにゃく	さつまいも・じゃがいも・里芋・くずきり・くず粉・片栗粉・春雨・コーンスターチ・▲山芋・マロニー
果物類	アボカド	▲いちご・▲なつみかん・▲りんご・▲びわ その他の果物全般・缶詰・ドライフルーツ
菓子類	糖質ゼロの菓子類	砂糖入りの菓子（和菓子・洋菓子・ゼリー・アイスなど）・スナック菓子（ポテトチップスなど）・米菓子（せんべい・あられなど）・清涼飲料水（100%果汁・スポーツ飲料など）

おなかがすくので、夕食後にちょっと

それでも一日の終わりのご褒美におなかに入れたい。デザート……。
そんな時は、こんなおやつはいかがでしょうか。

食後も安心、これなら食べてもいいプチおやつ

糖類ゼロの商品や糖質がカットされている商品が増えてきました。糖質制限中の方も、安心して食べることができる商品をいくつか紹介します。

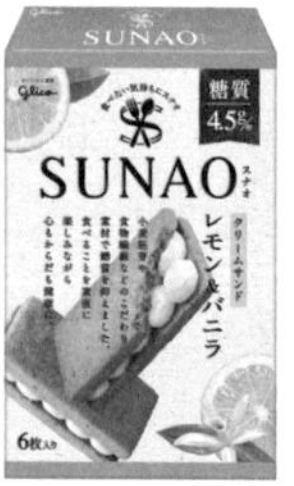

江崎グリコ「SUNAO」シリーズ

からだに気を配りながら食べることを楽しめるSUNAOシリーズ。糖質10g以下で、食物繊維がたっぷりなのが特徴です。

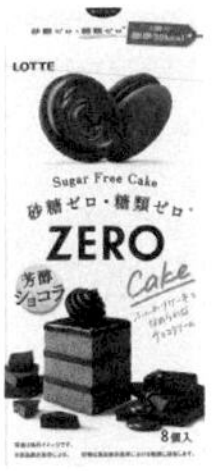

ロッテ
「ZERO」
シリーズ

砂糖ゼロ・糖類ゼロの商品です。糖質ゼロではありませんが、糖質量は一般のお菓子類に比べて非常に少なくおススメです。

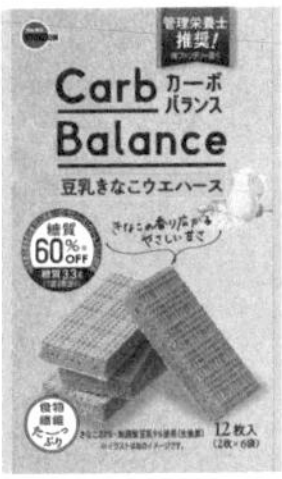

ブルボン
「カーボバランス」
シリーズ

おいしさと糖質のバランスを考えて作られた「カーボバランス」シリーズ。クッキーやウエハース、ケーキ類、せんべいなど、ラインナップが多いです。

糖質を摂るなら朝か昼！　糖質は筋肉の成長や修復、
そして脳の大切なエネルギー源。日中はしっかり摂ろう！

POINT 5 良い脂を摂ってアンチエイジングを

二章、三章でもお話ししたとおり、女性ホルモンの原料にもなる良い脂は、女性のアンチエイジングにとって、とても大切な栄養素です。良い脂が女性の美しさを維持します。

良い脂できれいなお肌を手に入れる

油＝脂質については、二章でお話ししましたね。

そのはたらきはこんなことでした。

・細胞の膜を造る成分
・女性ホルモンの原料

あとひとつ、お肌にとって、脂質はとても重要な役割があります。

それはお肌の状態を表わす**表皮**を整えることです。

その表皮を構成する成分の中で一番大切なのが**セラミド**です。
セラミドは、皮膚のバリア機能の維持、皮膚の保湿そして、皮膚の老化を防ぐ役割も持っています。

このセラミドの原料は脂質です。ですから、脂質が少ないと、セラミドが不足して皮膚のバリア機能が低下、皮膚を保護する力が弱くなります。また、皮膚が乾燥し、皮膚の老化も進んで、シワやたるみなどの原因になります。

良い脂で免疫力を高める

二章（六十四ページ参照）で良い脂と悪い脂のお話をしました。（六十八ページ図参照）

この図にあるように、一部の脂質は炎症を抑える作用や免疫細胞のはたらきを改善する作用があります。

また、抗酸化作用もあるため、錆による免疫細胞の損傷を防ぐはたらきもあります。

この中で特に摂取したい油は、**オメガ3系脂肪酸**と**オメガ9系脂肪酸**です。


オメガ3系脂肪酸↓からだの中の炎症を抑える！

・亜麻仁油　・エゴマ油
・いわしやさばなどの魚類の油

エゴマ油はにおいがないので、ドレッシングとしてサラダにかけるのもおススメ。

いわしやさば、かつお、まぐろは、缶詰の水煮を選ぶと、糖質制限になります。サラダのトッピングとしてもおススメです。

オメガ9系脂肪酸↓細胞や血管を健康に保つ

・オリーブオイル
・ナッツ
アーモンド
マカダミアナッツ
カシューナッツ
・アボカド

炒め物や揚げ物はオリーブオイルを使うようにしましょう。
また、トッピングや料理のアクセントにナッツ類を加えるのも良いですね。
アボカドは結構ボリューミーで、満腹感が得られます。
逆に、美容と健康のために絶対避けたい油はトランス脂肪酸です。

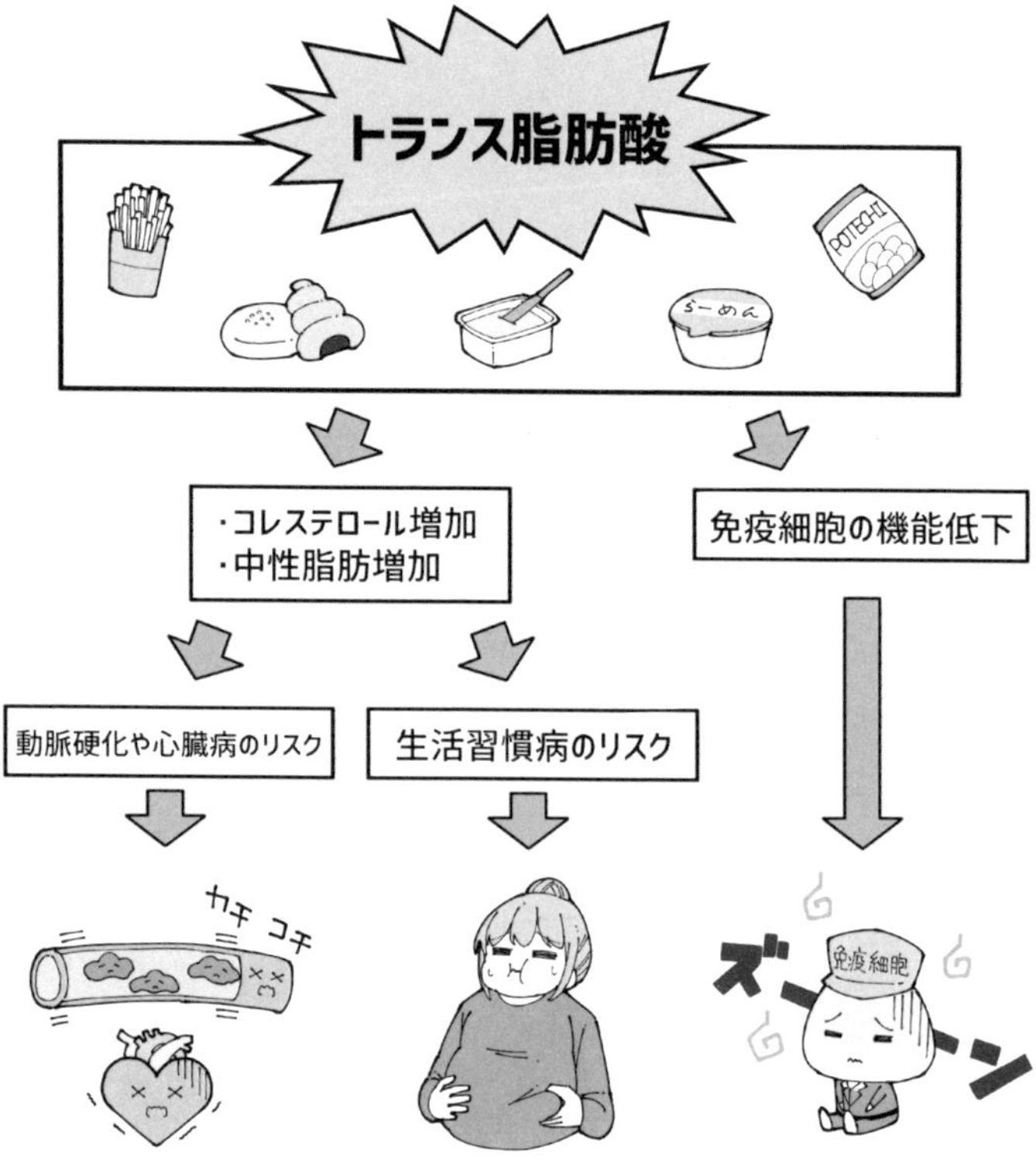
トランス脂肪酸
POTECHI
らーめん
・コレステロール増加
・中性脂肪増加
免疫細胞の機能低下
動脈硬化や心臓病のリスク
生活習慣病のリスク
カチ コチ
ズーーン
免疫細胞

トランス脂肪酸は、マーガリン、ショートニング、市販の揚げ物・フライドポテトなどの加工食品などに多く含まれ、コレステロールや中性脂肪を増加させて**動脈硬化**や**心臓病のリスクを高める**ことで知られています。

また、炎症を引き起こすサイトカインという物質の生成を促して、免疫細胞の機能を低下させたり、糖尿病や肥満などの生活習慣病のリスクを増加させたりします。

POINT 6 コンビニ・惣菜でもできる！お手軽ヘルシーメニューの選び方

今や私たちの生活になくてはならない存在のコンビニ・スーパー。賢く使えばとっても便利で、からだに良い食事も再現できます。選び方のポイントをまとめました。

コンビニ・お惣菜でお手軽・バランスの両立！

七つのポイント

❶ パンやパスタなど
炭水化物だけの単品買いは即やめて！

❷メガ盛り弁当はやめる！

❸ かならず生野菜が入ったサラダを選ぶ。
パスタサラダはサラダじゃないよ！

❹ 夕食メニューで揚げ物は控える。
「とんかつ」なら「トンテキ」、
「からあげ」なら「焼き鳥」を。

❺ タンパク質が最低二品摂れるように選ぶ。
大豆などの植物性より肉や魚の動物性がベスト！

❻ 飲物は水、お茶か無調整豆乳で。
無糖のコーヒー、紅茶は飲みすぎなければ可。
無糖にこだわる。

❼ 夕食後のデザートはNG！
朝・昼は毎日じゃなければOK。
習慣的にならないように少量で。

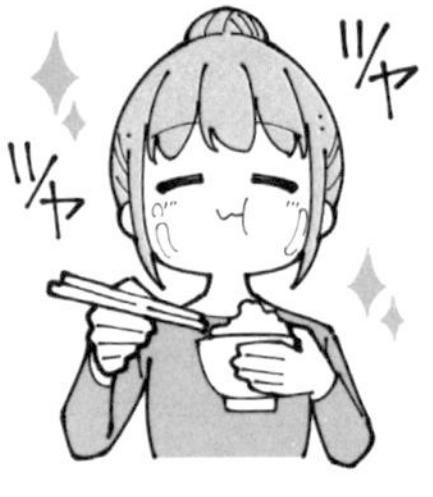

主食（ごはん・パン1種類）

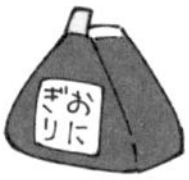

おにぎり

しゃけ・たらこ・ツナマヨは糖質が少なめ
味ご飯やつくだ煮は控えましょう

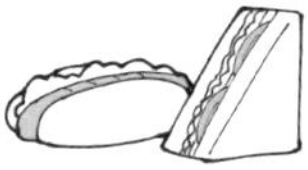

サンドイッチ

具材に野菜やお肉・卵などの
タンパク質が入っているものがおすすめ！

＋

おかず（タンパク質）

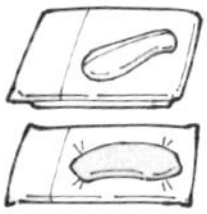

コンビニお惣菜

焼き魚、グリルチキンなど
種類も豊富！甘辛くない
味付け、衣が付いていない
ものを選ぼう

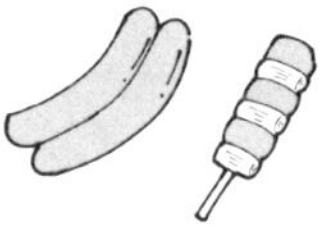

ソーセージ・焼き鳥

糖質は少なく満足感あり！
ケチャップやタレよりも、
塩・コショウでシンプルに
食べよう

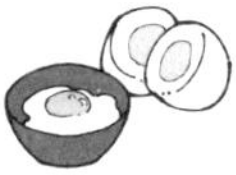

温泉卵・ゆで卵

おかずにプラスして
タンパク質摂取！
お財布にも優しい！

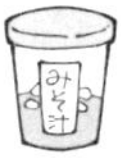

汁もの

味噌汁や卵スープ、
わかめスープなどで満足感
アップ。クラムチャウダーなど
とろみのあるスープは
糖質が多くNGです

避けたい食べ物

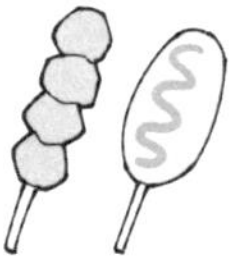

揚げ物

衣に糖質が多い
ので注意！

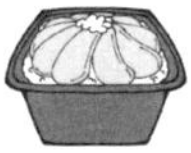

丼もののみ

お米と甘辛い
タレに糖質！

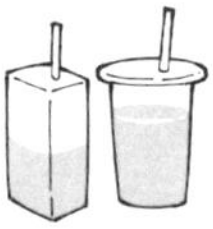

野菜ジュース・スムージー

糖質の多い野菜や
果物が原料に！

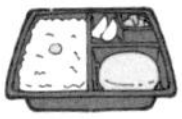

お弁当

お米・おかずの量の
調節ができない

POINT 7

プロもやってる、手抜きテクコツを押さえて上手に栄養摂取！

栄養療法に精通する**管理栄養士**に聞いた、今日からまねできる、上手な手抜きテクをご紹介します！

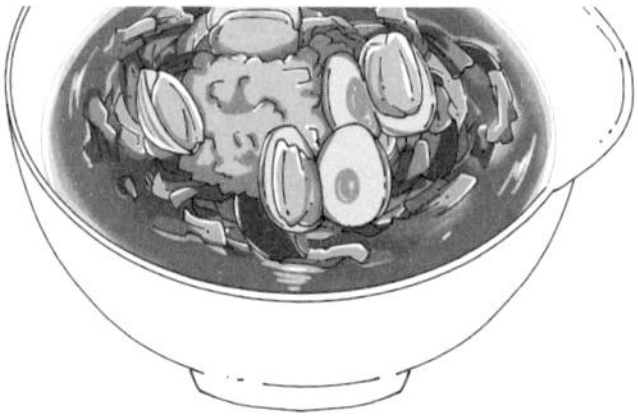

❶忙しい時は牛ひき肉が大活躍

時間がある時に牛ひき肉を小分けにして冷凍。究極忙しい時は、塩・こしょうを練りこんでまとめてフライパンで焼くだけで、つなぎゼロで牛100％のハンバーグに。

❷緑黄色野菜の冷凍食品で彩りをプラス

ほうれん草やブロッコリー、枝豆などは、付け合わせやおつまみとして便利。

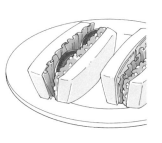

❸ツナ缶、さば缶でボリュームアップ

ツナ缶やさば缶は常備！
サラダや料理のトッピングにすると、一気に食べ応えアップ。

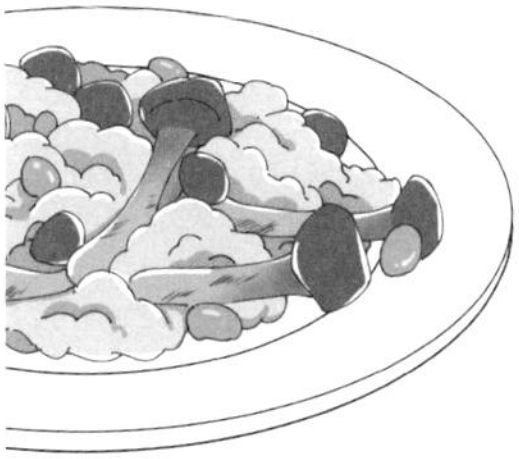

❹宅配サービスも積極的に利用

どうしても料理ができない時はヘルシーメニューを提供している宅配サービスを積極的に利用。ネットスーパーは、店頭より季節の野菜や果物、有機栽培されたものなど選択肢も多いので、あえて使うことも。

❺コンビニのホットスナック食べてます！

焼き鳥や、フランクフルトは、糖質が少なくタンパク質が豊富。味付けは甘辛いタレ・ケチャップを選ぶよりシンプルな塩・こしょうを選べば◎。揚げ物は衣に糖質も含まれていますが、衣の薄いささみ揚げ・チキンナゲットなら食べてもＯＫ。

❻外食はポイントさえ押さえれば強い味方！

居酒屋メニューは枝豆、焼き魚、お刺身など、意外と糖質が少ない単品メニューが豊富。シメのラーメンや雑炊には要注意。

食べ放題も、お肉やお魚、野菜を中心に選べば、お腹いっぱい食べても問題なし！焼き肉や中華料理は低糖質メニューが豊富でおススメ。

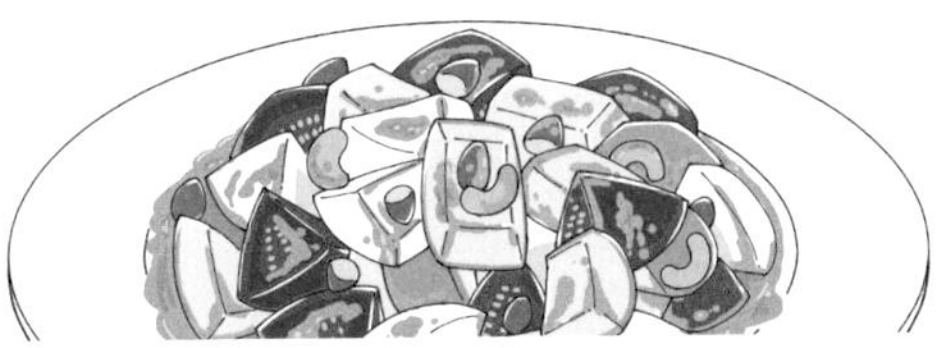

月経痛解消レシピ

ほっと温まる
ツナとあさりのトマトスープ

調理時間：10分

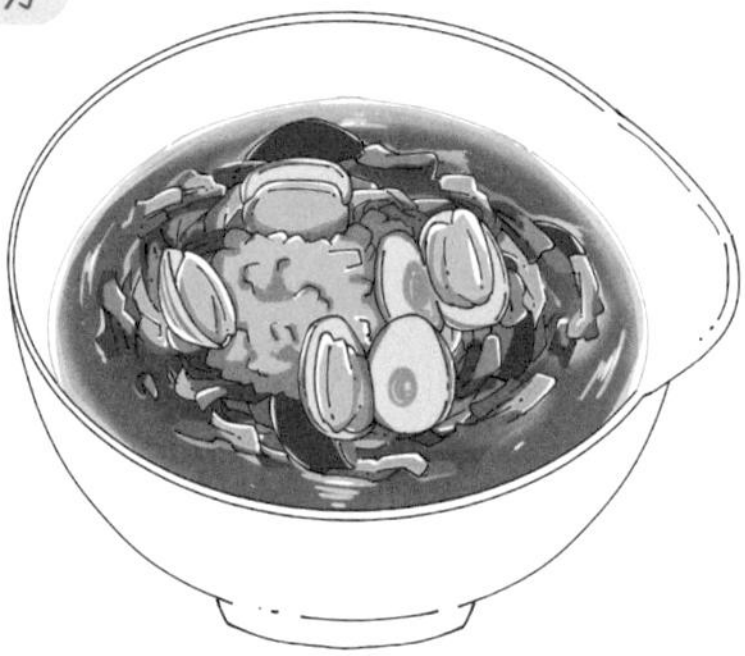

【材料（２人分）】

● カットトマト缶：１／２個（２００ｇ）
● ツナ缶：１個　● ほうれん草：２～３束
● あさり缶：１缶（あさり約４０ｇ）
● コンソメキューブ：１個
● 塩・こしょう：適量　● 水：２００ＣＣ

【作り方】

❶ 鍋にカットトマト缶と、水を加え温める。
❷ 軽く油を切ったツナ缶とあさり、コンソメを加える。
❸ 最後に５㎝幅に切ったほうれん草を加えて火を通す。
❹ 塩・こしょうで味を調える。

ポイント
● ほうれん草はサッと火を通すだけでＯＫ。
● ほうれん草やあさりは冷凍のものを使えばさらに時短に！

肌荒れ・抜け毛解消レシピ

お肌も髪もツヤツヤに
アボカドのナッツサラダ

調理時間：5分

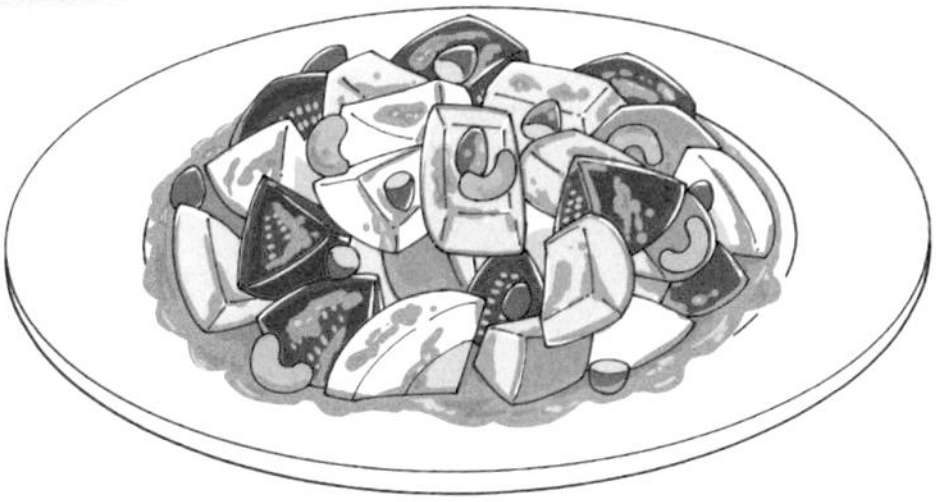

【材料（2人分）】
- トマト：1個
- アボカド：1個　● ゆで卵：2個
- ナッツ：お好みで
（アーモンド、カシューナッツがおススメ）
- ☆オリーブオイル：大さじ1　● ☆レモン汁：大さじ1
- ☆塩・こしょう：適量

【作り方】
❶ トマト、アボカド、ゆで卵を角切りにして混ぜる。
❷ ☆をよく混ぜたドレッシングをかける。
❸ 砕いたナッツを散らす。

ポイント
- ビタミン・ミネラルが豊富に含まれるトマトとナッツを使用。
- 特にアボカドには肌の健康に必要なビタミンEが豊富。

むくみ解消レシピ

ぺろりと完食
まぐろの長芋のせ

調理時間：10分

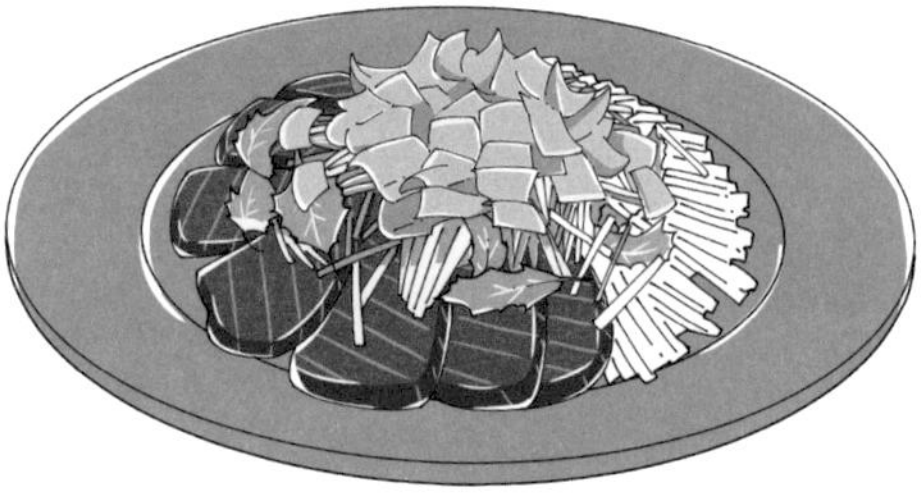

【材料（2人分）】
● まぐろの刺身：1パック（130g）
● 長芋：80g　● 水菜：1束
● かつお節：適量　● 醤油：お好みで

【作り方】
❶ まぐろの刺身をお皿に並べる。
❷ 長芋は細く切り、水菜は食べやすい長さに切り、お皿にのせる。
❸ かつお節をかける。
❹ お好みでお醤油をつけて食べる。

ポイント
●お刺身なら何でも合うのがうれしいポイント。
●トッピングのかつお節にもDHA／EPAが含まれており、プラスワンがおススメ

メンタルサポートレシピ

しめじの旨味がたっぷり！
しめじと
ふわふわ卵のマヨ炒め

調理時間：１０分

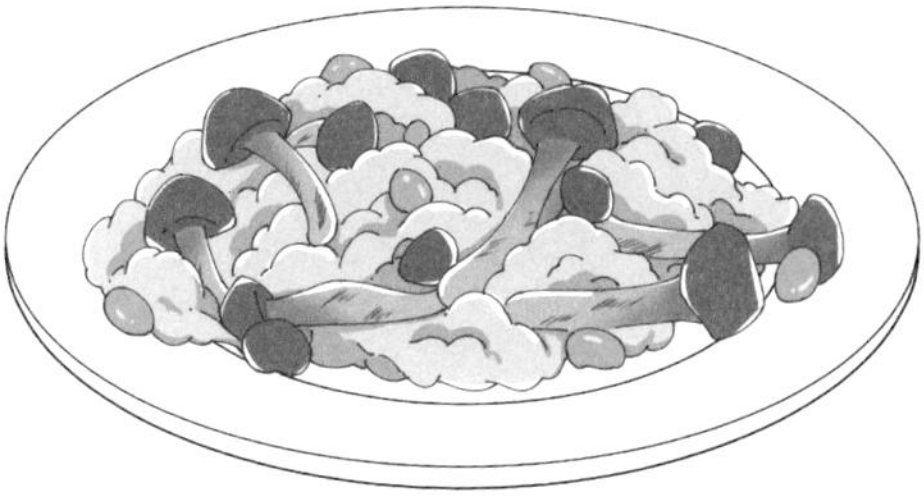

【材料（２人分）】
- しめじ：１パック
- 卵：２個　● むき枝豆（冷凍）：２５ｇ
- マヨネーズ：大さじ２　● 塩・こしょう：お好みで

【作り方】
❶ しめじは石づきを取り、ほぐしておく。
❷ フライパンにマヨネーズとしめじを入れて、しんなりするまで炒める。
❸ 炒めたしめじを端に寄せて、溶き卵を流し入れ炒り卵を作る。
❹ 枝豆を入れて全体を混ぜる。
❺ お好みで、塩・こしょうで味を調える。

ポイント
- しめじはビタミンＤやビタミンＢ群、鉄、カリウムが多い。
- 卵はビタミンＢ群や鉄が含まれる高タンパク食品。
- 枝豆はビタミンＢ１やカリウムが含まれる高タンパク食品。
- しめじはサッと炒めればコリコリ食感も楽しめる！

鉄分増強てっぱんレシピ

失敗しない さばの味噌煮

調理時間：１０分

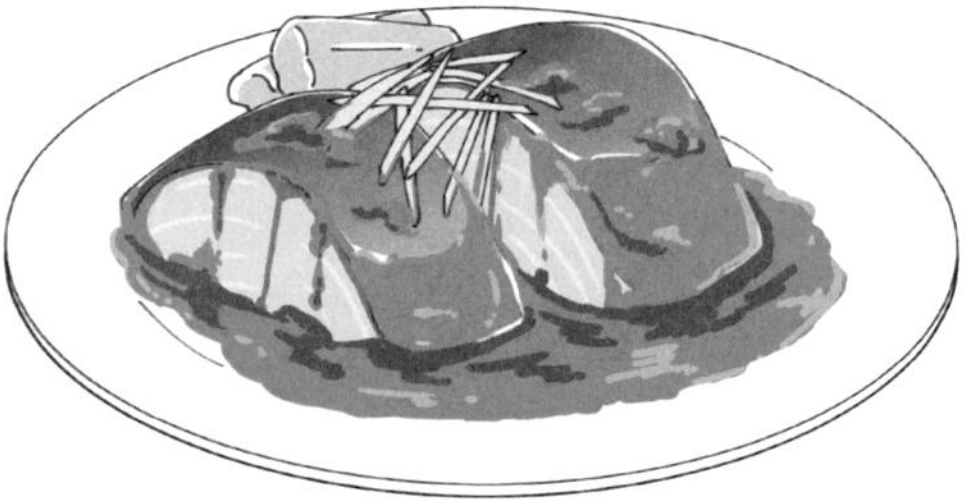

【材料（２人分）】

● さばの水煮：２缶　● 味噌：大さじ２
● 砂糖（糖質制限ではラカントS）：大さじ２
● みりん：大さじ１　● ねぎ（白い部分）：１本
● おろししょうが（たれ用）：小さじ１～２（しょうがチューブで代用可）
● しょうが（トッピング用）：適量

【作り方】

❶ ねぎは３cmほどの長さに切る。しょうがはすりおろしたものと、トッピング用に千切りにしておく。
❷ フライパンにねぎ、さば缶を煮汁ごと入れて火にかける。
❸ 温まったら調味料とおろししょうがを溶かし入れ、煮汁をさばにかけながら煮詰める。（煮汁がとろとろになるまでが目安！）
❹ 盛りつけて、千切りのしょうがをのせる。

ポイント
● さばは、カルシウム、ビタミンD、鉄分がたっぷり！
● さば缶を使うことで骨までおいしく食べられる。
● トッピング用のしょうがはなしでもOK！

腸内環境を整える腸活レシピ

お弁当にもぴったりおからパウダー入り豆腐ハンバーグ

調理時間：20分

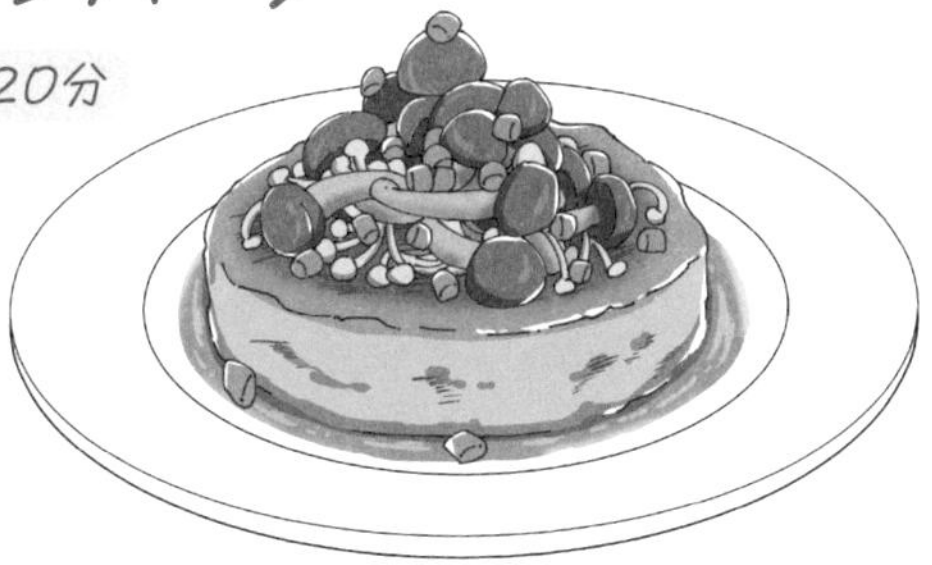

【材料（2人分：4個）】

ハンバーグ
- ☆木綿豆腐：1/2丁（160g）
- ☆豚ひき肉：1パック（120g）
- ☆玉ねぎ：1/2個（80g）
- ☆卵：1個
- ☆おからパウダー：大さじ2
- ☆塩・こしょう：適量

きのこソース
- バター：20g
- えのき：1/3房（30g）
- しめじ：1/2房（50g）
- ぽん酢：大さじ3
- 小ねぎ：適量

【作り方】

ハンバーグ
1. 木綿豆腐はレンジで3分ほど温めて水分を抜く。
2. 玉ねぎはみじん切りにする。☆を全体が混ざるように混ぜる。
3. 形を整えてフライパンでじっくり両面焼く（油はひかなくてもOK）

きのこソース
1. えのきは2㎝ほどに切る。しめじは石づきを取ってほぐしておく。
2. フライパンにバターをひいて、えのきとしめじを炒める。
火が通ったらぽん酢を加え全体を混ぜる。

★ハンバーグにきのこソースと小ねぎを散らす。

ポイント
- 豆腐ハンバーグなので、冷めてもおいしい！
- 豆腐を使うことで、糖質＆食費を抑えることができますよ。

食欲そそる！ 食べごたえ抜群
牛肉と豆苗のオイスターソース炒め

調理時間：１０分

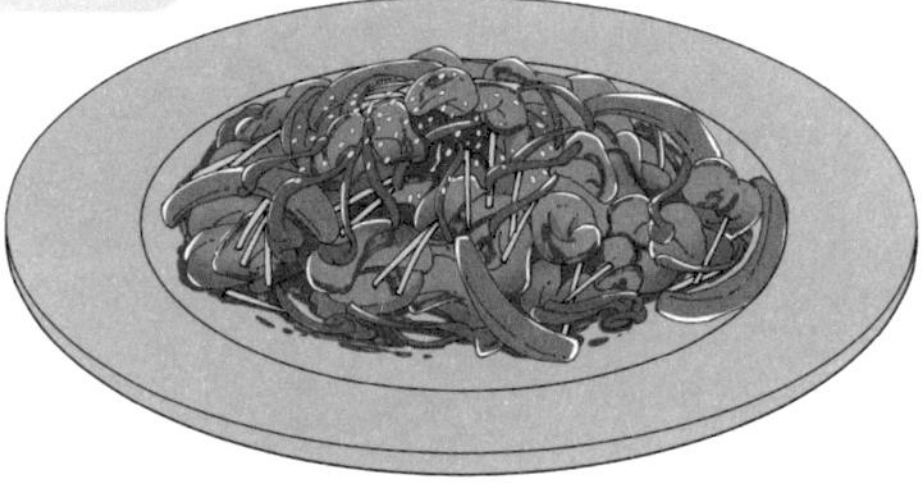

【材料（２人分）】
● 牛肉こま切れ：１パック（２００ｇ）　● 豆苗：１／２個
● パプリカ：１／２個　● オイスターソース：大さじ１～２
● ごま油：小さじ１　● ごま：適量

【作り方】
❶ パプリカは薄切り、豆苗は食べやすい長さに切る。
❷ フライパンにごま油をひき、牛肉を炒める。
❸ パプリカ、豆苗を加えてさっと炒め、オイスターソースを全体にかける。
❹ お皿に盛りつけ、ごまをかける。

ポイント
- 牛肉は、タンパク質が豊富で、妊活中の方に必須な葉酸や鉄、そして亜鉛が豊富。
- 豆苗には、ビタミンＢ群が豊富で、タンパク質の代謝を高めてくれる。
- パプリカに含まれる、ビタミンＣとビタミンＥは、女性を妊娠体質に変えるはたらきあり

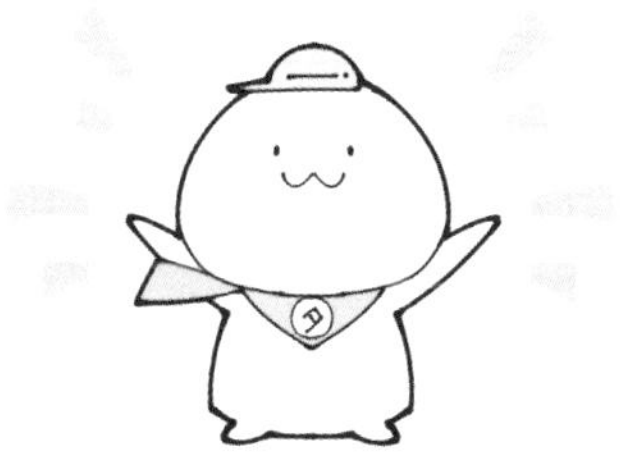

おわりに

「え、私って、栄養失調だったの？　その不調は病気でなく状態です！　内科医が本気で教える、薬より効く食事法」いかがでしたでしょうか？

こんなにボリューミーで、てんこ盛りの内容を最後までお読みくださって、本当にありがとうございました。

新型コロナウイルス感染症もいよいよ五類感染症になり、みなさんの日常もコロナ前に戻りつつあると思いますが、日常診療をしている私にとっては、コロナウイルス感染の後遺症やワクチン接種後の体調不良で悩んでいる方々は、まだまだ多くいらっしゃる印象です。

それどころか、昨今は子どもから大人に至るまで、体調不良の女性が増えてきている気がして仕方ありません。

思い起こせば、今から二十三年前に開業してから約十年間、この体調不良の女性に対して、かかりつけ医としてその原因と治療に悩み続けてきました。そんなある時、友人の医師から、とあるセミナーに誘われたのが、私の医師としての人生の最大のターニングポイントになったのです。

それは、私の分子整合栄養医学の恩師である、みぞぐちクリニック（旧新宿溝口クリニック）の溝口徹先生が講師をされていた栄養に関するセミナーでした。

「分子整合栄養医学」という、医学部でも学んだことがない学問の存在と、その真実、そして理屈を知って、頭がハンマーで殴られるような（そんなこと元々経験ないんですが（笑））大きな衝撃を受け、今でも、そのセミナー会場の雰囲気までも、鮮明にフラッシュバックするのです。

それから十年以上、日々悩める女性のみなさんに、栄養解析と栄養療法を実践し続け、多くの「体調不良」の方々が、見た目もからだも心も元気になって、血液検査の結果も良くなっていく姿を目の当たりにしてきました。

それでも、増え続ける体調不良の女性の方の悩みに、なんとか答えられないか？という思いで、今回この本の出版に至ったわけです。

この本の目的は、みなさんの体調不良の多くが、栄養不足にあることを知ってもらいたいということです。

そして、それは、「病気じゃなくて、状態なんだ！」、だから「状態は、食事と栄養で良くなるんだ」ということを、かかりつけ医である一人の内科医師からのメッセージとしてわかってもらいたかったのです。

先日、うつ症状に悩んで来院された保育士のKさんは、ご家族や周囲の方から、「きっと職場環境のストレスだから心療内科に行って薬をもらってきた方がいい」、と強く勧められたそうです。しかし彼女には思い当たるふしがなく、ご自身で納得いくまで調べ上げ、当院の栄養療法にたどり着いたとのことでした。

早速栄養状態を調べたところ、腸内環境が悪く、タンパク質代謝がかなり落ちていて、エネルギーを造り出せないからだになっていたのです。

最初は不安そうな表情を浮かべていたKさんでしたが、一つひとつの説明を丁寧に聞いてくださいました。ここまでどれほど心細く、不安だったことでしょう。最後は解決方法が見つかった安堵からか、目にいっぱい涙をためて、笑顔で「よろしくお願い致します」と言って帰っていかれました。

彼女はまだ、栄養療法を始められたばかりですが、きっともとの輝く姿を取り戻してくれると確信しています。

私は、幸せな人生は「見た目と心とからだの健康からくる」と信じています。

この本を読んでくださったみなさんが、幸せな人生を送ってくださるよう、心の底から願っています。

そして、私はこれからも、自身のクリニックで、家庭医、かかりつけ医として、多くの悩める患者様に真剣に向き合っていくつもりです。

梶 尚志

【参考文献一覧】

◆ Ashraf Moini et al. The effect of vitamin D on primary dysmenorrhea with vitamin D deficiency: a randomized double-blind controlled clinical trial. Gynecol Endocrinol. 2016 Jun;32(6):502-5.

◆ Claire Deloche et al. Low iron stores: a risk factor for excessive hair loss in non-menopausal women .Eur J Dermatol. 2007 Nov-Dec;17(6):507-12.

◆ David J Clayton et al. The effect of breakfast on appetite regulation, energy balance and exercise performance.
Proc Nutr Soc. 2016 Aug;75(3):319-27.

◆ Hanze Chen et al. Association between skipping breakfast and risk of cardiovascular disease and all cause mortality: A meta-analysis.
Clin Nutr. 2020 Oct;39(10):2982-2988.

◆ Manish Dama et al. Iron Deficiency and Risk of Maternal Depression in Pregnancy: An Observational Study J Obstet Gynaecol Can. 2018 Jun;40（6):698-703.

◆ Najeeha Talat et al. Vitamin D Deficiency and Tuberculosis Progression. Emerg Infect Dis. 2010 May; 16(5): 853–855.

◆ N V Bashmakova et al. Pathogenetic role of vitamin D deficiency in the development of menstrual dysfunction in pubertal girls: a literature review.　Gynecological Endocrinology. 2017; 33(supl): 52-55.

◆ Oriana D'Ecclesiis et al. Vitamin D and SARS-CoV2 infection, severity and mortality: A systematic review and meta-analysis. PLoS One. 2022 Jul6;17(7): e0268396.

◆ Paramitha Amelia Kusumawardani et al. The Relations Between Anemia and Female Adolescent's Dysmenorrhea.Universitas Ahmad Dahlan International Conference on Public Health.2018 Yogyakarta, Feb:21-22.

◆ Pauling L:Orthomolecular Psychiatry. Science 1968 Apr19;160:265-271.

◆ Song Youn Park et al. Iron Plays a Certain Role in Patterned Hair Loss. J Korean Med Sci 2013;28(6):934-938.

◆ Szabolcs Várbíró et al. Effects of Vitamin D on Fertility, Pregnancy and Polycystic Ovary Syndrome-A Review.Nutrients. 2022 Apr 15;14(8):1649.

◆ エリコ・ロウ：太ったインディアンの警告
（NHK出版、2006年）

著者プロフィール

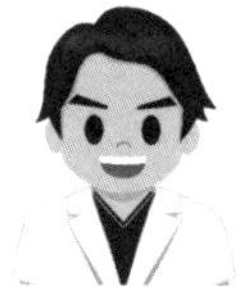

梶 尚志 —— かじ たかし

総合内科専門医、栄養療法実践医
1989年富山医科薬科大学(現富山大学)医学部卒業。2000年、岐阜県可児市に梶の木内科医院開設。年間約5万人の患者を診察する中で、通常の診察では解決できない不調が多いことに危機感を感じ、改善策を模索。分子整合栄養医学との出会いをきっかけに、不調の原因が栄養状態にあることを確信する。以来、栄養学的なアプローチから治療と生活指導を行い、不調の改善に取り組んでいる。

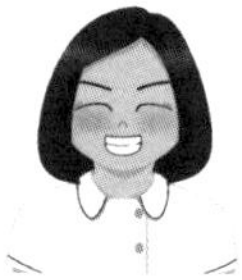

レシピ協力

山田 奈美 —— やまだ なみ

梶の木内科医院管理栄養士、
ONP(オーソモレキュラー・ニュートリション・プロフェッショナル)

梶の木内科医院

梶の木内科医院は2000年7月7日(七夕)に開院しました。梶の葉は織姫の葉ともいわれており、織姫と彦星の深い愛と同様に、家庭医として地域の皆さまに愛と感謝を込め、一生涯のパートナーになるよう心がけています。

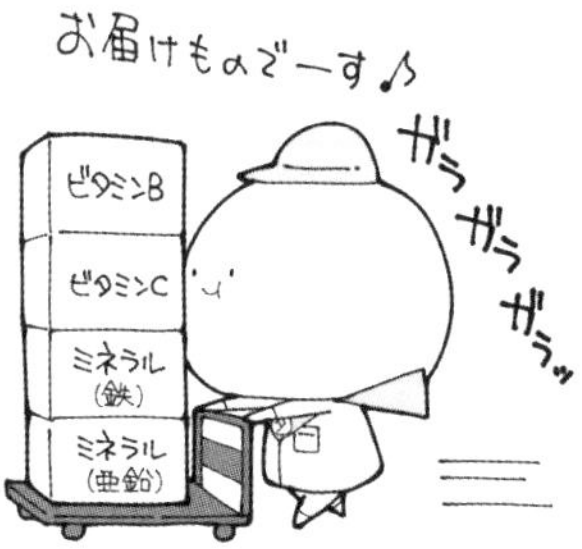

え、私《わたし》って、栄養失調《えいようしっちょう》だったの？
その不調《ふちょう》は病気《びょうき》でなく状態《じょうたい》です！
内科医が本気で教える、薬より効く食事法

2023年7月24日　初版第1刷

著　者　梶尚志《かじたかし》
発行人　松崎義行
発　行　みらいパブリッシング
〒166-0003 東京都杉並区高円寺南4-26-12 福丸ビル6F
TEL 03-5913-8611　FAX 03-5913-8011
https://miraipub.jp　mail:info@miraipub.jp
企画協力　Jディスカヴァー
編　集　神志那枝里
イラスト　ネットザ・マリオネット
ブックデザイン　清水美和
発　売　星雲社（共同出版社・流通責任出版社）
〒112-0005 東京都文京区水道1-3-30
TEL 03-3868-3275　FAX 03-3868-6588
印刷・製本　株式会社上野印刷所

ISBN978-4-434-32350-8 C2047